RISCHIO CHIMICO, FISICO E BIOLOGICO IN OSPEDALE

RISCHIO CHIMICO, FISICO E BIOLOGICO IN OSPEDALE

A CURA DI
PIETRO MANZI

PM
EDIZIONI

PM edizioni
via Garibaldi, 3
17019 Varazze (SV)

www.pmedizioni.it

ISBN 978-88-99565-29-9
Prima edizione: dicembre 2016

INDICE

PREFAZIONE

IMOLO FIASCHINI

La tutela della salute dei lavoratori rientra tra i numerosi compiti che la norma attribuisce al Direttore Generale. Lo scopo di questo documento è di conseguire un più alto grado di uniformità nelle attività di sorveglianza sanitaria dei lavoratori esposti a rischi occupazionali in ambito ospedaliero e nelle aziende sanitarie, per migliorare qualità, efficacia e "buona pratica", indicando percorsi il più possibile chiari e definiti nel rispetto delle risorse disponibili e nell'applicazione delle norme vigenti ed in particolare del Decreto Legislativo n. 81/2008 e del Decreto Legislativo n. 106/2009, *Disposizioni integrative e correttive del decreto legislativo 9 aprile 2008 n. 81, in materia di tutela della salute e della sicurezza nei luoghi di lavoro*, pubblicato su Suppl. Ord. n. 142 G.U. n. 180 del 5 Agosto 2009.

Con il D. L.vo 106/09 è stato realizzato un perfezionamento del quadro normativo composto da 306 articoli e vari allegati coordinati tra di loro allo scopo di evitare sovrapposizioni e ridurre le incertezze interpretative. Il decreto correttivo 106/09 prosegue un percorso legislativo durato vari anni dopo un ampio dibattito tra esperti del settore (gruppi di lavoro di Commissioni Ministeriali, Regioni, ASL, ISPESL, INAIL, parti sociali, etc). L'attuale situazione configura il quadro normativo con il quale le aziende sanitarie dovranno confrontarsi nei prossimi anni.

Le presenti linee di indirizzo rappresentano un insieme di supporti informativi, indicazioni e suggerimenti, nati dalla pratica, sperimentati sul campo ed elaborati da un gruppo tecnici appassionati della materia. Si rivolgono agli operatori della prevenzione nel settore sanitario e principalmente a medici competenti, datori di lavoro e dirigenti coinvolti negli obblighi di tutela della salute dei lavoratori dipendenti, responsabili dei servizi di prevenzione e protezione, rappresentanti dei lavoratori per la sicurezza. Ma non sono meno interessati dalle presenti indicazioni i Direttori di Unità Operativa Complessa e i Direttori di Dipartimento, i Coordinatori, che a seconda della organizzazione aziendale suppliscono e coadiuvano il Direttore Generale nelle sue funzioni di governo.

Le indicazioni fornite hanno carattere di massima ed in particolare i medici incaricati della sorveglianza sanitaria potranno avvalersene nella libera responsabilità professionale, nel corso delle scelte operative a loro affidate negli specifici contesti.

Ringrazio pertanto i colleghi che hanno voluto dedicare del tempo a questa sintesi operativa e auguro a tutti i lettori di questo testo proficui momenti di riflessione.

L'auspicio è inoltre quello che di questi argomenti si possa fare momento di condivisione tra tecnici ed operatori del settore e che la pratica possa portare ad una riduzione complessiva degli incidenti e degli eventi avversi nel loro complesso.

IMOLO FIASCHINI
Direttore Generale
ASL Umbria 2

INTRODUZIONE

GIUSEPPE BATTISTA

Raccomando la lettura e lo studio di questa opera, innanzi tutto agli specializzandi in Medicina del Lavoro, ma anche a tutti coloro che, lavorando nell'ambito della sanità pubblica, intendono conoscere meglio il loro ambiente e l'organizzazione del proprio lavoro, partendo dai rischi che ivi possono essere nascosti.

La conoscenza è il presupposto per la prevenzione primaria, *in primis* di natura Tecnica, Organizzativa e Procedurale ("TOP", secondo l'acronimo evocativo felicemente varato da un'autrice del manuale); ma l'approccio interdisciplinare qui proposto è particolarmente utile — e speriamo risulti anche efficace — per qualunque azione di formazione alla difesa della salute nei luoghi di lavoro che non si riassuma esclusivamente in pietose, ripetitive lezioni di tipo frontale.

È sicuramente molto difficile divenire "formatore" (termine di derivazione artigianale, una volta riservato ai vasai e simili); tale espressione dovrebbe oggi invece spettare a chi è in grado di offrire il proprio contributo "maieutico" e di conoscenze a una "palestra" di allievi che — alla fine di un articolato processo dialettico e partecipativo — diventeranno in grado non solo di saper applicare in situazioni già note quanto tramandato dai libri e dall'esperienza altrui, ma anche di adottare originalmente un metodo di "percezione – conoscenza – azione" in occasione di eventi mai prima previsti.

Nella catena formativa del "sapere – saper fare – saper essere", il manuale che segue si colloca soprattutto come guida alla prima fase del processo, ma contiene anche riferimenti al "sapere fare", essendo frutto di Autori impegnati da anni quotidianamente nella tutela della salute dei dipendenti ospedalieri.

Questo libretto non può trasmettere ai lettori anche la curiosità, l'interesse culturale e l'impegno continuativo necessari a realizzare l'obiettivo della prevenzione primaria, ma noi sappiamo che esso non dovrebbe sfuggire ad alcuna categoria di operatori della sanità.

Sia permesso al sottoscritto, che dai primi anni settanta del secolo scorso si occupa, con cocciutaggine, di prevenzione nei luoghi di lavoro, di raccomandare a chi legge e a chi voglia continuare a sentirsi giovane (cioè utile agli altri) di non scoraggiarsi mai davanti a risultati non immediatamente percepibili. In altri termini, auspico che le pagine seguenti — che gli Autori hanno generosamente offerto alla Scuola di Specializzazione da me coordinata — costituiscano un'opportuna introduzione e una guida pratica ad un insieme di interventi formativi che rendano il personale sanitario — "di ogni ordine e grado" — capace di riflettere e di gestire attivamente, in maniera partecipata, la propria attività professionale.

Non ultima raccomandazione: eliminare i pericoli per la propria salute implica necessariamente, per gli operatori sanitari, la riduzione di molti rischi anche per i pazienti a loro affidati.

Ringrazio ancora gli Autori e l'Ufficio Comunicazione e Portale di Ateneo dell'Università di Siena, che hanno contribuito a realizzare questo libretto e a diffondere le informazioni in esso contenute.

Prof. Giuseppe Battista

CAPITOLO 1

IL RISCHIO DA AGENTI BIOLOGICI IN OSPEDALE

PIETRO MANZI, FRANCESCO DE GIORGIO, GIULIA DE VUONO

1.1 Introduzione

L'esposizione ad agenti biologici è regolamentata al Titolo X del *Testo Unico sulla salute e sicurezza sul lavoro* del D.Lgs 81/08 s.m.i. Le norme del presente Titolo si applicano a tutte le attività lavorative nelle quali vi è rischio di esposizione ad agenti biologici.

ARTICOLO 267, *Definizioni*

S'intende per:

a) agente biologico: qualsiasi microrganismo anche se geneticamente modificato, coltura cellulare ed endoparassita umano che potrebbe provocare infezioni, allergie o intossicazioni;

b) microrganismo: qualsiasi entità microbiologica, cellulare o meno, in grado di riprodursi o trasferire materiale genetico;

c) coltura cellulare: il risultato della crescita in vitro di cellule derivate da organismi pluricellulari.

La classificazione degli agenti biologici si basa sull'effetto esercitato dagli stessi su lavoratori sani. Allegato XLVI del D.Lgs 81/08 s.m.i. Tra le caratteristiche di pericolosità sono state considerate:

- l'infettività, intesa come capacità di un microrganismo di penetrare e moltiplicarsi nell'ospite;
- la patogenicità, riferibile alla capacità di produrre malattia a seguito di infezione;
- la trasmissibilità, possibilità di trasmissione dell'agente biologico da soggetto infetto ad un soggetto suscettibile. Sinonimo di "infettività" e "contagiosità";
- la neutralizzabilità, intesa come la suscettibilità dell'agente ad essere ucciso o innocuizzato mediante efficaci misure profilattiche, atte a prevenire la malattia, o misure terapeutiche per la cura della stessa malattia.

Sulla base delle suddette caratteristiche e, in alcuni casi, considerando anche le proprietà allergeniche e tossinogeniche, i microrganismi sono stati suddivisi in 4 classi di pericolosità, con valori crescenti da uno a quattro e delle quali la quarta, la più pericolosa, è riferita ai microrganismi, in particolare a soli virus, che assommano la presenza di tutte e quattro le caratteristiche negative considerate.

ARTICOLO 268, *Classificazione degli agenti biologici*

1. Gli agenti biologici sono ripartiti nei seguenti quattro gruppi a seconda del rischio di infezione:

a) agente biologico del gruppo 1: un agente che presenta poche probabilità di causare malattie in soggetti umani;

b) agente biologico del gruppo 2: un agente che può causare malattie in soggetti umani e costituire un rischio per i lavoratori; è poco probabile che si propaga nella comunità; sono di norma disponibili efficaci misure profilattiche o terapeutiche; (es. *S. Aureus*, *C. Tetani*, *B. pertussis*, *N. meningitidis*, *N. Gonorrhoeae*).

c) agente biologico del gruppo 3: un agente che può causare malattie gravi in soggetti umani e costituisce un serio rischio per i lavoratori; l'agente biologico può propagarsi nella comunità, ma di norma sono disponibili efficaci misure profilattiche o terapeutiche; (Es. HBV, HCV, HIV, s. Typhi)

d) agente biologico del gruppo 4: un agente biologico che può provocare malattie gravi in soggetti umani e costituisce un serio rischio per i lavoratori e può presentare un elevato rischio di propagazione nella comunità; non sono disponibili, di norma, efficaci misure profilattiche o terapeutiche. (Es. Virus Ebola, Vaiolo, Virus della febbre emorragica di Crimea/Congo).

2. Nel caso in cui l'agente biologico oggetto di classificazione non può essere attribuito in modo inequivocabile ad uno fra i due gruppi sopraindicati, esso va classificato nel gruppo di rischio più elevato tra le due possibilità.

Si rileva che gli agenti classificati nel gruppo 4 rappresentano una percentuale molto bassa sul totale dei patogeni; ma per le loro notevoli caratteristiche di pericolosità, i pazienti infetti da tali patogeni dovranno essere trattati in strutture dotate di idonei sistemi di isolamento e di elevato livello assistenziale.

Articolo 279, *Prevenzione e controllo*

1. Qualora l'esito della valutazione del rischio ne rilevi la necessità i lavoratori esposti ad agenti biologici sono sottoposti alla sorveglianza sanitaria di cui all'articolo 41.

2. Il datore di lavoro, su conforme parere del medico competente, adotta misure protettive particolari per quei lavoratori per i quali, anche per motivi sanitari individuali, si richiedono misure speciali di protezione, fra le quali:

a) la messa a disposizione di vaccini efficaci per quei lavoratori che non sono già immuni all'agente biologico presente nella lavorazione, da somministrare a cura del medico competente;

b) l'allontanamento temporaneo del lavoratore secondo le procedure dell'articolo 42.

3. Ove gli accertamenti sanitari abbiano evidenziato, nei lavoratori esposti in modo analogo ad uno stesso agente, l'esistenza di anomalia imputabile a tale esposizione, il medico competente ne informa il datore di lavoro.
4. A seguito dell'informazione di cui al comma 3 il datore di lavoro effettua una nuova valutazione del rischio in conformità all'articolo 271.
5. Il medico competente fornisce ai lavoratori adeguate informazioni sul controllo sanitario cui sono sottoposti e sulla necessità di sottoporsi ad accertamenti sanitari anche dopo la cessazione dell'attività che comporta rischio di esposizione a particolari agenti biologici individuati nell'Allegato XLVI nonché sui vantaggi ed inconvenienti della vaccinazione e della non vaccinazione.

Per la sorveglianza sanitaria dei lavoratori della sanità esposti a rischio biologico si consiglia la lettura delle linee guida per la sorveglianza sanitaria dei lavoratori della sanità esposti a rischio biologico prodotte dalla Società italiana di Medicina del Lavoro e Igiene Industriale.

ARTICOLO 280, *Registri degli esposti e degli eventi accidentali*

1. I lavoratori addetti ad attività comportanti uso di agenti del gruppo 3 ovvero 4 sono iscritti in un registro in cui sono riportati, per ciascuno di essi, l'attività svolta, l'agente utilizzato e gli eventuali casi di esposizione individuale.
2. Il datore di lavoro istituisce ed aggiorna il registro di cui al comma 1 e ne cura la tenuta tramite il responsabile del servizio di prevenzione e protezione. Il medico competente

e il rappresentante per la sicurezza hanno accesso a detto registro.

3. Il datore di lavoro:
   a) consegna copia del registro di cui al comma 1 all'ISPESL e all'organo di vigilanza competente per territorio, comunicando ad essi ogni tre anni e comunque ogni qualvolta questi ne facciano richiesta, le variazioni intervenute;
   b) comunica all'ISPESL e all'organo di vigilanza competente per territorio la cessazione del rapporto di lavoro, dei lavoratori di cui al comma 1, fornendo al contempo l'aggiornamento dei dati che li riguardano e consegna al medesimo Istituto per tramite del medico competente le relative cartelle sanitarie e di rischio;
   c) in caso di cessazione di attività dell'azienda, consegna all'Istituto superiore di sanità e all'organo di vigilanza competente per territorio copia del registro di cui al comma 1 ed all'ISPESL copia del medesimo registro nonché per il tramite del medico competente le cartelle sanitarie e di rischio;
   d) in caso di assunzione di lavoratori che hanno esercitato attività che comportano rischio di esposizione allo stesso agente richiede all'ISPESL copia delle annotazioni individuali contenute nel registro di cui al comma 1, nonché copia della cartella sanitaria e di rischio.

1.2 Le modalità di trasmissione degli agenti biologici

Negli ambienti ospedalieri i microrganismi possono essere trasmessi attraverso varie modalità. Le principali sono:

- *Trasmissione per contatto diretto*: comporta un contatto diretto da persona a persona ed un trasferimento fisico di microrganismi dall'individuo infetto o colonizzato ad un ospite suscettibile.

- *Trasmissione per contatto indiretto*: comporta un contatto di un ospite suscettibile con un veicolo, vettore contaminato che fa da intermediario.
- *attraverso veicoli*: i soggetti sani vengono a contatto con gli agenti biologici attraverso l'uso di oggetti, strumenti o attraverso il cibo o l'acqua contaminati. Esempi di malattia sono: epatiti, Aids e malattie gastrointestinali.
- *attraverso vettori*: si tratta di esseri viventi (mosche, zanzare, pulci) che ospitano il parassita o lo trasportano per poi disperderlo nell'ambiente esterno o inocularlo attraverso punture direttamente in un organismo sano. Un esempio di malattia è la malaria.
- *mediante droplet*: il soggetto infetto durante la tosse, la fonazione, gli starnuti, genera aerosol contenenti i microrganismi patogeni che vengono espulsi a brevi distanze, 1-2 metri. Queste goccioline di grosse dimensioni possono depositarsi sulle mucose nasali o della bocca e sulla congiuntiva dell'ospite vicino al paziente-fonte. Esse tendono a cadere a terra per il troppo peso e non restano sospese nell'aria. Esempi di malattie a trasmissione tramite droplet sono: le influenze, la pertosse, la difterite, le polmoniti, la rosolia e le meningiti.
- *per via aerea*: si tratta di goccioline più piccole delle precedenti (diametro minore dei 5 μm) o di particelle di polvere contenenti microrganismi che restano sospese nell'aria per un lungo periodo di tempo. I soggetti che si trovano in questo ambiente, anche lontano dal paziente-fonte, si contaminano con l'inalazione delle stesse. Esempi di malattie a trasmissione per via aerea sono: la tubercolosi, il morbillo e la varicella.

Dopo la sua trasmissione, un agente biologico può penetrare nell'organismo ospite attraverso varie vie che sono:

- *La cute*: irritata o che presenta ferite e lesioni anche microscopiche, viene facilmente attraversata dai microrganismi.
- *Le mucose:* delle vie respiratorie, delle vie digerenti e le congiuntive, rappresentano un importante via di ingresso per molti microrganismi.

1.3 Rischio da agenti biologici in ambito sanitario

Il rischio da agenti biologici è insito nelle professioni sanitarie ed è difficilmente eliminabile; può essere però controllato e minimizzato dall'insieme di misure ambientali, comportamentali e di chemio-immuno profilassi.

Le patologie infettive trasmissibili tramite esposizione occupazionale sono riconducibili a tre modalità di trasmissione: da contatto, da droplet e per via aerea.

A partire dal 1983, le misure di prevenzione del rischio biologico raccomandate per gli operatori sanitari si sono focalizzate sul concetto di Precauzioni Universali, oggi Precauzioni Standard, valide per tutti gli agenti patogeni trasmissibili con il sangue, in particolare HIV e virus dell'epatite B e C, e da attuare per tutti i pazienti, prescindendo dalla conoscenza o meno dello stato patologico degli stessi. Più recentemente è stato introdotto il concetto di Igiene respiratoria (o etichetta della tosse) da applicare in maniera standard per tutti i pazienti con tosse e febbre.

L'estensione di tale filosofia preventiva alle attività di laboratorio comporta la necessità, come requisito minimo, di una applicazione standard delle misure di biocontenimento di livello 2 (BSL 2) in tutti gli ambiti di laboratorio, come descritto nel Manuale di biosicurezza nei laboratori dell'Organizzazione Mondiale della Sanità.

La ferita con ago o altro oggetto tagliente negli operatori sanitari rappresenta un evento purtroppo estremamente frequente nelle strutture sanitarie e le infezioni occupazionali acquisite attraverso tale modalità comprendono una vasta gamma di patogeni tra i quali per frequenza di esposizione quelli maggiormente considerati sono il virus dell'immunodeficienza umana (HIV) e quelli dell'epatite B (HBV) e C (HCV). L'Organizzazione Mondiale della Sanità stimava che a livello mondiale, nell'anno 2000, la frazione di infezioni in operatori sanitari dovuta a questi tre patogeni ed attribuibile a lesioni da aghi o taglienti contaminati fosse del 39% per HCV, 37% per HBV e 4.4% per HIV (5).

La tematica del Rischio biologico negli ambienti di lavoro sanitari, negli ultimi anni, è oggetto di notevole interesse, per varie ragioni, tra cui: il continuo perfezionamento delle conoscenze scientifiche nei campi infettivologico, microbiologico, delle sicurezza e prevenzione nei luoghi di lavoro, della stessa disciplina Medicina del Lavoro.

La gestione del suddetto rischio è materia complessa poiché i fattori che vengono interessati sono molteplici: la percezione da parte di lavoratori, dei datori di lavoro, dei Servizi di Prevenzione e Protezione, l'elevato numero di lavoratori potenzialmente esposti, la complessità degli ambienti di lavoro, le problematiche relative alle modalità di effettuazione ed il significato di valutazione del rischio, la sorveglianza sanitaria, il giudizio di idoneità che tenga conto del lavoratore e di terzi (colleghi, pazienti), le vaccinazioni, la sottostima delle malattie infettive lavoro-correlate, l'elevato numero di infortuni ed i loro potenziali effetti sulla salute, che possono andare da prognosi di zero giorni fino a malattie croniche o addirittura il decesso del lavoratore stesso.

1.4 Precauzioni standard

Le Precauzioni standard si applicano a tutti i materiali di derivazione biologica specie se umani.

Lavaggio delle mani (Fig. 1.1):

- lavarsi le mani dopo aver toccato sangue, liquidi corporei, secreti, escreti e oggetti contaminati, che si siano indossati i guanti oppure no;
- lavarsi le mani in ogni caso dopo la rimozione dei guanti ogni qualvolta ci siano stati contatti con liquidi o materiali di derivazione biologica (l'uso dei guanti non sostituisce la necessità del lavaggio delle mani);
- usare un semplice sapone lavando le mani per almeno 10–15 secondi;
- l'uso di un agente antisettico (clorexidina, povidone iodio es: Hibiscrub, Brunoil Hplus) va considerato solo dopo il lavaggio con sapone e nei casi in cui ci sia stato significativo contatto o contaminazione con liquidi o materiali di derivazione biologica;
- non è certificata l'efficacia dell'uso di creme o schiume protettive.

Uso dei guanti:

- indossare guanti (sono sufficienti guanti puliti non sterili) prima di toccare sangue, liquidi corporei, secreti, escreti e oggetti contaminati;
- cambiare i guanti dopo il contatto con materiale che può contenere una elevata concentrazione di microrganismi;
- cambiare i guanti in caso di verifica o dubbio di lesione degli stessi e lavarsi le mani prima di indossarne di nuovi;
- rimuovere prontamente i guanti dopo l'uso;
- lavarsi le mani dopo essersi tolti i guanti;

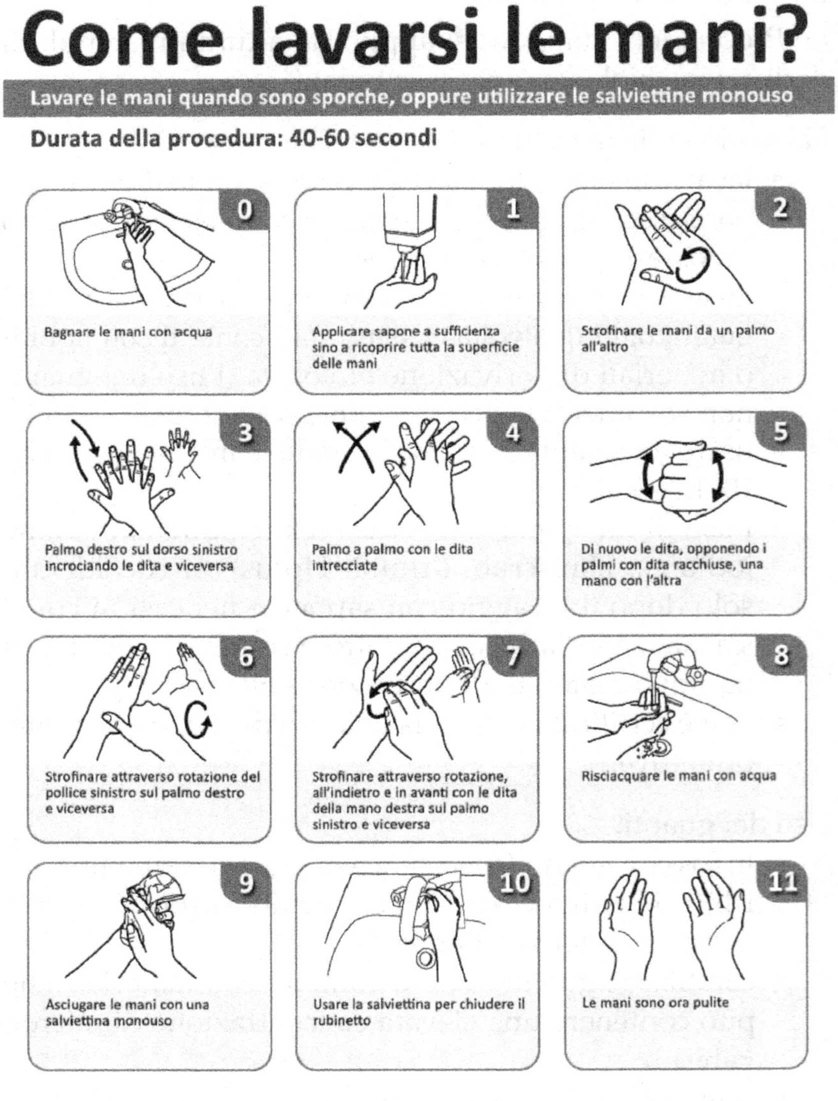

Fonte: World Health Organization

Figura 1.1

- non toccarsi gli occhi, il naso, la bocca, i capelli o l'epidermide con i guanti;
- non toccare con i guanti attrezzature, telefono, porte se sono attrezzature "pulite" e non allontanarsi dal luogo di lavoro indossando i guanti;
- i guanti devono essere della giusta misura;
- per quanto possibile non usare guanti in lattice (possono provocare allergie) a contatto con la pelle (in alternativa utilizzare guanti in vinile).

Uso dei guanti pluriuso:

- possono essere usati per lavori grossolani o la pulizia di strumenti;
- possono essere riutilizzati solo se integri cioè non sbucciati o forati;
- sciacquare attentamente le mani ricoperte dai guanti in una soluzione disinfettante o di ipoclorito (1:5 candeggina domestica);
- sciacquare le mani ricoperte dai guanti in acqua corrente per eliminare il disinfettante;
- lavare le mani ricoperte dai guanti con acqua e sapone e sciacquare accuratamente;
- togliere i guanti, controllare che non siano forati ed appenderli per i polsi ad asciugare;
- lavare le mani.

Uso di mascherine, occhiali protettivi, schermi facciali:

- usare una mascherina e occhiali protettivi o uno schermo facciale per proteggere le mucose di occhi, naso, bocca durante le procedure e le attività di assistenza al paziente che possono generare schizzi o spruzzi di sangue, liquidi corporei, secreti o escreti.

Uso del camice:

- indossare un camice con le maniche lunghe ed elastici ai polsi per proteggere la cute e per prevenire l'imbrattamento di indumenti durante le procedure e le attività di laboratorio che possono generare schizzi o spruzzi di sangue, liquidi corporei, secreti o escreti
- scegliere un camice che sia appropriato per le attività e la quantità di liquidi corporei che si possono produrre accidentalmente
- rimuovere il camice sporco il più presto possibile e lavarsi le mani

Strumenti per l'attività di laboratorio:

- manipolare gli strumenti impiegati per l'attività di laboratorio sporchi di sangue, liquidi corporei, secreti o escreti in modo da prevenire l'esposizione di cute e mucose, la contaminazione di indumenti e il trasferimento di microrganismi ad altri pazienti o all'ambiente.

Aghi e strumenti taglienti:

- preoccuparsi di prevenire incidenti quando si impiegano aghi, bisturi ed altri strumenti o dispositivi taglienti, quando si manipolano strumenti taglienti dopo le procedure, quando si puliscono gli strumenti impiegati, quando si eliminano gli strumenti usati;
- non incappucciare gli aghi impiegati o in alternativa non usare mai entrambe le mani (operazioni con una sola mano) o adoperare idonei strumenti meccanici;
- gli aghi usati non vanno rimossi con le mani dalle siringhe;
- non rompere, manipolare o piegare gli aghi usati;
- le siringhe, gli aghi, le lame, gli strumenti taglienti vanno posti negli appositi contenitori di sicurezza

resistenti alla foratura;
- i contenitori di sicurezza non vanno riempiti fino all'orlo ma al massimo per 3/4 (salvo attenersi alle indicazioni di massimo livello presenti sugli stessi);
- alla fine del riempimento in contenitori vanno chiusi in maniera definitiva.

Disposizioni Generali. Nei locali di lavoro è proibito:
- mangiare, bere, fumare, truccarsi, portare le mani alla bocca o agli occhi. Al di fuori degli ambienti di lavoro tale proibizione rimane se non ci si è prima lavati le mani.

Negli ambienti di lavoro deve essere apposta idonea cartellonistica relativa a quanto sopra.

In caso si operazioni di prelievo al letto di pazienti vanno considerate anche le precauzioni indicate di seguito.

1.5 Precauzioni per la trasmissione per via aerea

In aggiunta alle precauzioni standard, considerando la valutazione del rischio biologico e le relative misure di prevenzione-protezione da realizzarsi come indicato dal D.Lgs. 81/2008 e s.m.i., è necessario attuare dei criteri procedurali specifici per la gestione in sicurezza delle attività di assistenza, diagnostica e terapia nel caso di trasmissione per via aerea di agenti patogeni. Tali criteri procedurali si devono impiegare qualora si constati nella struttura sanitaria la presenza di pazienti noti o sospetti di aver contratto una patologia infettiva trasmissibile mediante nuclei di goccioline aerodiffuse che possono rimanere sospesi e diffusi dalle correnti d'aria all'interno di un ambiente confinato, quale ad es. una stanza o nel reparto. Esempi di malattie da considerare: TBC, Varicella, Morbillo.

- collocare il paziente in una stanza singola (o assieme ad altri pazienti affetti dalla stessa patologia se non vi sono altre infezioni e non vi sono controindicazioni); ove disponibili, sono da preferire stanze con opportuno ricambio dell'aria (da 6 a 12 ricambi ora) con assenza di ricircolo nelle aree circostanti dell'aria estratta (se non preventivamente trattata con filtri assoluti con certificazione di conformità alla EN 1822) che devono essere in pressione negativa rispetto alle aree circostanti (v. disposti del D.Lgs. 81/2008 e s.m.i.);

- la porta della stanza deve rimanere chiusa;
- il paziente deve rimanere nella stanza;
- il personale di assistenza quando entra nella stanza deve indossare per la protezione respiratoria un facciale filtrante FFP3 con valvola di espirazione che abbia una certificazione CE di Tipo nella quale si evidenzi la protezione da agenti infettivi; tale indicazione è assoluta in caso di pazienti affetti da TBC od altra patologia similare (agenti biologici classificati al gruppo 3 nel citato D.Lgs. 81/2008), mentre non è necessaria nel caso gli operatori siano immuni da varicella e/o morbillo ed il paziente sia infetto da tali patogeni;
- limitare il movimento ed il trasporto del paziente ai soli motivi essenziali;
- qualora il paziente dovesse essere spostato dalla stanza fargli indossare una mascherina chirurgica;
- rendere noto agli operatori che dovranno trasportare o sottoporre a trattamenti il paziente della natura dei rischi.

1.6 Precauzioni per la trasmissione attraverso aerosol

In aggiunta alle precauzioni standard, le precauzioni per la trasmissione attraverso aerosol (goccioline) devono essere utilizzate per le operazioni di assistenza di pazienti noti o sospetti di essere infetti da patogeni trasmessi da goccioline (di diametro superiore a 5 μm) che possono essere generati con lo starnuto, la tosse, la conversazione o alcune manovre. La diffusione di tali nuclei, in considerazione della loro granulometria, è limitata nello spazio. Esempi di malattie da considerare: malattia invasiva da *Haemophilus influenza, Neisseria menigitidis, Rickettsia typhio* nel caso di difterite faringea, pertosse, influenza, rosolia, etc.

- collocare il paziente in una stanza singola (o assieme ad altri pazienti affetti dalla stessa patologia se non vi sono altre infezioni e non vi sono controindicazioni);
- se non è possibile porre il paziente in una stanza singola mantenere una separazione spaziale di almeno un metro tra il paziente infetto e altri pazienti o visitatori;
- il personale di assistenza quando deve lavorare a meno di un metro di distanza dal paziente deve indossare almeno un facciale filtrante almeno di tipo FFP2, mentre nel caso di patologie sospette o accertate causate da *Neisseria menigitidis, Rickettsia typhio* da altri patogeni considerabili di elevata patogenicità e/o infettività deve indossare un facciale filtrante FFP3 con valvola di espirazione che abbia una certificazione CE di Tipo nella quale si evidenzi la protezione da agenti infettivi;
- limitare il movimento ed il trasporto del paziente ai soli motivi essenziali;
- qualora il paziente dovesse essere spostato dalla stanza fargli indossare, se le condizioni lo consentono, una mascherina chirurgica.

1.7 Precauzioni per la trasmissione da contatto

In aggiunta alle precauzioni standard, le precauzioni per la trasmissione da contatto devono essere utilizzate per le operazioni di assistenza di pazienti noti o sospetti di essere infetti da patogeni epidemiologicamente importanti che possono essere trasmessi attraverso il contatto diretto con il paziente (contatto con le mani o da cute a cute) o contatti indiretti con superfici ambientali contaminate o con oggetti usati per l'assistenza al paziente. Esempi di malattie da considerare: patologie gastrointestinali, *Herpes simplex*, impetigine, ascessi, decubiti, pediculosi, scabbia, etc.

- collocare il paziente in una stanza singola (o assieme ad altri pazienti affetti dalla stessa patologia se non vi sono altre infezioni e non vi sono controindicazioni);
- il personale di assistenza deve indossare i guanti protettivi ed il camice protettivo quando entra nella stanza;
- cambiarsi i guanti dopo operazioni con materiale infetto che può contenere alte concentrazioni di microrganismi (materiale fecale o essudato da ferite);
- togliersi i guanti prima di lasciare l'ambiente del paziente e lavarsi le mani anche con un agente antimicrobico (vedi istruzioni sul lavaggio delle mani);
- rimuovere il camice prima di lasciare la stanza del paziente;
- limitare il movimento ed il trasporto del paziente ai soli motivi essenziali;
- evitare l'uso di strumenti o attrezzature, anche non critiche, per l'assistenza a pazienti diversi.

Tutti i dispositivi di protezione individuale (maschere, occhiali, guanti, etc.) dovranno essere provvisti della marchiatura CE e rispondere ai requisiti delle norme EN più recenti.

Gli operatori sanitari nel corso della loro attività lavorativa sono esposti a numerosi agenti patogeni provenienti dai pazienti o dai loro materiali biologici.

Nell'ambito delle già citate Precauzioni Standard grande enfasi è data ad una corretta gestione degli aghi e dei taglienti. In particolare è fortemente raccomandato evitare il più possibile la manipolazione dei dispositivi dopo il loro uso: gli aghi non devono essere re-incappucciati, né smontati dalla siringa e l'intero dispositivo deve essere smaltito in un contenitore resistente alla perforazione.

La formazione degli operatori sanitari e lo sviluppo di sistemi di smaltimento dei taglienti si sono dimostrati efficaci nel ridurre l'incidenza di esposizioni occupazionali senza però essere in grado di azzerarla.

Recentemente l'attenzione delle autorità sanitarie si è spostata verso l'identificazione e l'utilizzo di dispositivi medici per la prevenzione delle punture accidentali, in grado, teoricamente, di rimuovere il rischio da patogeni a trasmissione ematica dal luogo di lavoro eliminando la possibilità di ferita con aghi e oggetti taglienti.

I maggiori risultati si sono ottenuti sui dispositivi utilizzati nell'accesso venoso periferico (aghi/set epicranici da prelievo e cateteri venosi/arteriosi) e nella somministrazione dei farmaci per via parenterale (aghi e siringhe).

Inoltre sono oggi disponibili: siringhe con ago autoretrattile, lancette autoretrattili per prelievi dal polpastrello o dal tallone, capillari per ematocrito in plastica o altro materiale resistente, aghi da sutura a punta smussa, bisturi con rilascio automatizzato della lama, clip per telini.

La principale problematica riscontrata è rappresentata nel maggior costo che quasi tutti questi dispositivi hanno rispetto al dispositivo convenzionale.

Nelle aree di diagnosi e cura, le procedure che più frequentemente espongono ad un potenziale contagio da sangue e fluidi biologici sono rappresentate dai prelievi di sangue, incannulamenti di vasi, toracenetesi/paracentesi, biopsie diagnostiche, esami radiologico contrastografici.

In queste area le figure professionali più esposte sono: gli infermieri professionali, il personale medico, i chirurghi, il personale di laboratorio, gli ausiliari. Questi ultimi durante l'attività di manipolazione dei sacchi dei rifiuti o degli stracci utilizzati per la pulizia degli ambienti.

Riguardo i virus dell'epatite B e C, in Italia lo Studio Italiano Rischio Occupazionale HIV/HCV/HBV (SIROH) su un totale di circa 50.000 esposizioni a rischio ha evidenziato un unico caso di infezione da HBV in cui la profilassi post-esposizione ha fallito e 19 casi di infezione da HCV su un totale di 4292 esposizioni a paziente fonte anti-HCV positivo (6,7).

Riguardo l'HIV, lo studio caso-controllo internazionale dei CDC 3 ha osservato 33 casi di infezione occupazionale dopo esposizione percutanea in USA, Francia, Inghilterra ed Italia e ne ha confrontato le caratteristiche con quelli di 679 controlli esposti con la stessa modalità, ma non contagiatisi. Il rischio medio di infezione da HIV è dello 0.3% in seguito a esposizione a sangue infetto per via percutanea e dello 0,09% per esposizione mucocutanea (8).

1.8 Le infezioni ospedaliere occupazionali

Le infezioni ospedaliere sono per definizione un importante problema di sanità pubblica per le gravi ripercussioni sui pazienti e sugli operatori sanitari.

Sono principalmente tre i casi in cui tali agenti biologici possono trasmettersi:

- *Nosocomiale*: trasmissione da paziente infetto a pazien-

te o da ambiente contaminato a paziente;
- *Da operatore infetto a paziente;*
- *Occupazionale*: trasmissione da paziente infetto a operatore sanitario o da ambiente contaminato a operatore sanitario.

Per quanto riguarda le infezioni occupazionali in ambiente sanitario, la sorgente è rappresentata soprattutto dai pazienti (che sono considerati anche come serbatoi dell'infezione, cioè individui nei quali un agente infettivo risiede, si moltiplica e dai quali dipende primariamente per la sopravvivenza o il mantenimento in attività), e da veicoli contaminanti come ad esempio l'aria, le superfici, oggetti personali, strumenti, aghi ed altro.

Si definiscono infezioni ospedaliere «le infezioni che insorgono durante il ricovero in ospedale, o in alcuni casi dopo che il paziente è stato dimesso, e che non erano manifeste clinicamente né in incubazione al momento dell'ammissione». Tutte le infezioni già presenti al momento del ricovero (con un quadro clinico manifesto o in incubazione) vengono, invece, considerate acquisite in comunità (infezioni comunitarie), ad eccezione di quelle correlabili ad un precedente ricovero ospedaliero. I pazienti rappresentano la popolazione a maggior rischio di infezione ospedaliera; altre figure possono, però, contrarre, anche se meno frequentemente, una infezione in ospedale: personale ospedaliero, personale volontario di assistenza, studenti, tirocinanti.

Tali infezioni interessano prevalentemente i pazienti ospedalizzati, ma possono essere acquisite dal personale sanitario coinvolto nell'assistenza. L'evoluzione dei sistemi sanitari ha reso con il tempo inadeguata questa definizione: l'ospedale essendo sempre più una struttura ad alta concentrazione tecnologica, destinata ad affrontare problemi sanitari acuti in tempi relativamente ristretti ha delegato l'erogazione di molte prestazioni, anche ad alto contenuto tecnologico e ad alta intensività, a strutture ambulatoriali o in regime di day-hospital, a strutture per lungodegenza, a Residenze Sanitarie Assistenziali (RSA) o a servizi di assistenza domiciliare, nei quali l'incidenza delle infezioni rappresenta un problema comparabile a quello osservato negli ospedali per acuti.

Le infezioni ospedaliere vengono così ora propriamente definite infezioni Correlate alle Pratiche Assistenziali ICPA (Healthcare Related Infections-HRI), definizione che comprende tutte le infezioni contratte a causa di pratiche assistenziali.

Tutte le infezioni già presenti al momento del ricovero (con quadro clinico manifesto o in incubazione) vengono invece considerate acquisite in comunità (Infezioni Comunitarie), ad eccezione di quelle correlabili ad un precedente ricovero ospedaliero.

Il determinismo delle infezioni ospedaliere è per sua natura multifattoriale e deriva dall'interazione tra il paziente, gli operatori sanitari e l'ambiente, ma questi fattori sono fortemente influenzati dalle pratiche assistenziali soprattutto quelle invasive (9).

1.9 Malattie a trasmissione ematica

La trasmissione delle malattie infettive per via ematica può avvenire per contatto diretto (via sessuale) o per via indiretta attraverso l'uso di veicoli quali i dispositivi medico-chirurgici.

Nel personale sanitario la trasmissione può avvenire per:

- via parenterale (puntura d'ago accidentale, taglio);
- contaminazione delle mucose (schizzo di liquido biologico nel cavo orale, occhi);

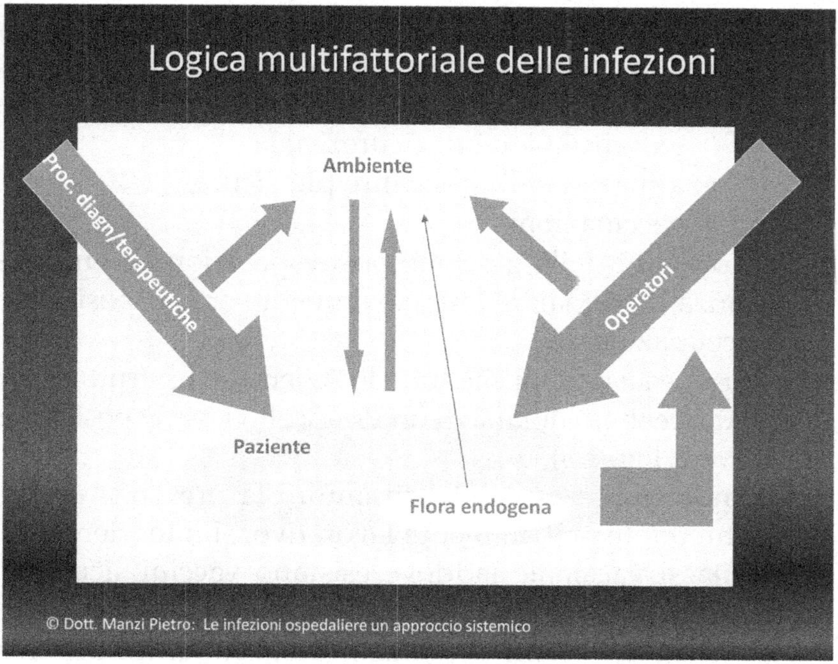

Figura 1.2

- contaminazione di cute lesa (liquido biologico su soluzione di continuo della cute non protetta).

I liquidi organici ed i tessuti che risultano infettanti sono: sangue, plasma, bile, secreto naso-faringeo, latte materno, sperma, urine, muco vaginale qualora contengano sangue.

Prevenzione

La prevenzione delle esposizioni è la principale strategia per ridurre il rischio di infezioni occupazionali. Tutti gli OS dovrebbero essere informati, formati ed addestrati su:

a) I possibili rischi legati ad una esposizione occupazionale e le profilassi disponibili per prevenire le infezioni.

b) Le misure per prevenire l' esposizione ad agenti pato-

geni trasmissibili con il sangue:
- attuazione delle precauzioni standard;
- fornitura di dispositivi di protezione individuale e di dispositivi di sicurezza;
- attuazione di procedure più sicure;
- vaccinazioni.

c) I principi della gestione post-esposizione e l'importanza di segnalare immediatamente ogni esposizione occupazionale.

È per queste ragioni che tutte le Aziende e le strutture sanitarie dovrebbero dotarsi di un Protocollo Post-Esposizione (PPE) (vedi Fig. 1.3).

Quando non è possibile diminuire la presenza dell'agente infettante nell'ambiente lavorativo, si interviene con la profilassi vaccinale laddove esistano vaccini sicuri ed efficaci.

La vaccinazione del personale sanitario ha un duplice obiettivo. Il primo è la protezione nei confronti di alcuni rischi professionali, il secondo è rivolto ad evitare che gli ospedali e le strutture sanitarie costituiscano serbatoi e occasioni di infezione per la popolazione generale.

La vaccinazione viene consigliata all'operatore sanitario dal medico competente durante l'attività di sorveglianza sanitaria e viene eseguita, a seconda dell'organizzazione Aziendale, dai servizi messi a disposizione dalla ASL stessa (UO Medicina del Lavoro, UO Malattie Infettive, UO Igiene Pubblica).

1.10 Epatite B

I dati, ormai da considerare storici, riguardanti l'epatite B dimostrano un'aumentata prevalenza dei marcatori di infezione da HBV tra gli operatori sanitari (10) rispetto

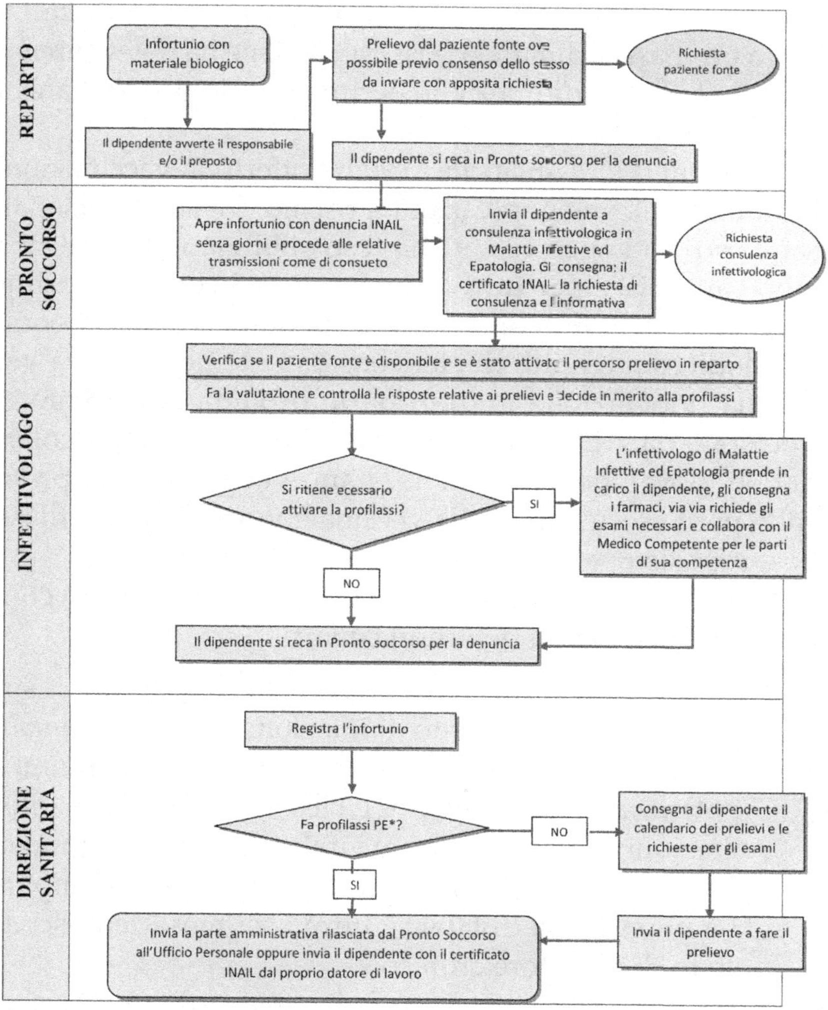

Figura 1.3: Percorso post-infortuni con esposizione a materiale biologico. Fonte: Azienda ospedaliera universitaria senese, 2014

alla popolazione generale ed un tasso di trasmissione per singola esposizione compreso tra il 5 e il 40% a seconda della gravità dell'esposizione e della contagiosità della fonte.

La profilassi primaria o post esposizione ha notevolmente ridotto il rischio di infezione occupazionale da HBV anche se rari casi continuano a verificarsi.

In Italia, Il DM 26 aprile 1990 ha offerto la vaccinazione gratuita ad alcune popolazioni a rischio, tra cui il personale sanitario. La Legge 165/91 ha reso obbligatoria la vaccinazione anti-HBV per tutti i nuovi nati nel corso del primo anno di vita e, fino al 2003, per gli adolescenti nel corso del dodicesimo anno di età: conseguentemente, si va verso una popolazione in gran parte protetta dal rischio di infezione da HBV. Il DM 20 novembre 2000 e la Circolare del 30 Novembre 2000, n. 19, hanno aggiornato il protocollo per l'esecuzione della vaccinazione e per la profilassi post-esposizione.

Le indagini di laboratorio per l'epatite B possono comprendere le seguenti determinazioni:

- HBsAg: è l'antigene di superficie del virus. La sua presenza indica lo stato di infezione, e tutte le persone che risultano HBsAg positive sono da considerarsi potenzialmente infettanti. L'HbsAg non fornisce informazioni sulla replicazione virale, persiste generalmente nel siero per 2-5 mesi, successivamente scompare. La persistenza di HbsAg oltre i sei mesi definisce lo stato di portatore cronico.
- HBsAb: è l'anticorpo contro l'antigene di superficie, di tipo neutralizzante, compare tardivamente e persiste per molto tempo. La sua presenza indica protezione dall'infezione (immunizzazione). Si riscontra dopo guarigione da una infezione, oppure dopo la vaccinazione. Si considera efficace per la copertura vaccinale

un titolo uguale o superiore a 10 U.I./mL.

- HBcAg: è un antigene della parte centrale del virus (core), ed è l'unico marcatore che non si riscontra mai nel sangue, ma solo nelle cellule del fegato.
- HBcAb-IgM: questo anticorpo si riscontra solo nelle fasi di attiva replicazione del virus, per cui risulta positivo nelle forme acute e nelle forme croniche riacutizzate.
- HBcAb-IgG: dopo un contatto con il virus, indipendentemente dall'esito dell'infezione, questo anticorpo rimane positivo per tutta la vita, per cui la sua presenza indica l'avvenuto contatto con il virus.
- HBeAg : è l'antigene del nucleocapside del virus (core), e la sua presenza indica attiva replicazione virale. Lo si riscontra nella fase iniziale delle epatiti acute e in alcune forme di epatite cronica.
- HBeAb: è l'anticorpo diretto contro l'HBeAg; la sua presenza non impedisce tuttavia l'evoluzione verso la forma cronica.
- HBV-DNA: è il genoma del virus, è l'indicatore più sensibile della replicazione virale. La sua presenza indica sempre attività dell'infezione. Per definizione il portatore sano sarà sempre HBV-DNA negativo.

Se richiesto genericamente test per epatite B o HBV si esegue sempre HBsAg, anti HBs, antiHBc.

Vaccinazione anti-epatite B (11)

L'epatite B rappresenta l'infezione per la quale il rischio professionale per l'operatore sanitario è massimo, ed è quindi indispensabile che la vaccinazione sia effettuata a tutti, possibilmente prima di iniziare le attività a rischio.

Sono somministrate 3 dosi di vaccino ai tempi 0, 1 e 6-12 mesi.

Qualora si sia immediatamente esposti al rischio di infezione, è possibile effettuare la vaccinazione con una schedula rapida a 4 dosi (0, 1, 2, 12 mesi), che garantisce elevate probabilità di risposta protettiva già dopo le prime 3 dosi.

Si rammenta inoltre la necessità di verificare l'avvenuta sieroconversione (presenza di anticorpi anti-HBs) un mese dopo l'esecuzione dell'ultima dose (secondo quanto disposto dal D.M 20/11/2000, art.4), per avere certezza dell'instaurazione della memoria immunologica.

Agli studenti dei corsi dell'area sanitaria e agli operatori sanitari nati dal 1980 in poi, che si presume siano stati sottoposti a vaccinazione anti-epatite B al dodicesimo anno di età, si raccomanda l'esecuzione del test per verificare il livello di anti-HBs prima di iniziare le attività a rischio.

Un risultato positivo testimonia la presenza della memoria immunologica e non necessita di ulteriori interventi. Al contrario, ai soggetti che risultano negativi al test si raccomanda l'effettuazione di una sola dose di vaccino ed un nuovo controllo anticorpale a distanza di un mese.

La positività di anti-HBs indica la presenza di memoria immunologica, la sua persistente negatività indica la necessità di completare il ciclo vaccinale con ulteriori due dosi, seguite da un nuovo controllo sierologico a distanza di un mese.

Ai soggetti non rispondenti ad un ciclo vaccinale, è possibile somministrare fino a 3 ulteriori dosi (ai tempi 0, 1, 6 mesi) per tentare di conferire protezione all'operatore.

Recentemente è stato proposto un nuovo schema vaccinale per i non rispondenti, che prevede la somministrazione di 2 dosi simultaneamente nei due muscoli deltoidi, seguita da analoga somministrazione dopo 2 mesi, e controllo sierologico per verificare l'eventuale siero-conversione (anti-HBs $\geq$10 mUI/ml) a distanza di ulteriori due mesi.

HBsAg	Anti-HBs	Anti-HBc IgM	Anti-HBc IgG	HBeAg	Anti-HBe	HBV DNA	Significato
+	−	+	+	+	−	+	Replica virale in atto (virus selvaggio)
+	−	+	+	−	+/−	+	Replica virale in atto (virus mutante)
+	−	+	+	−	+/−	−	Epatite acuta in fase risolutiva
+	−	−	+	−	+	−	Portatore sano
−	−	+	+	−	−	−	Finestra del "core"
−	+	−	+	−	+	−	Immunizzazione post-infezione
−	+	−	−	−	−	−	Immunizzazione post-vaccinazione

Tabella 1.1: Significato dei marcatori dell'HBV.
Fonte: Commissione nazionale per la lotta contro l'AIDS e le altre Malattie Infettive, *Linee Guida per la diagnosi, la terapia ed il controllo delle epatiti*, Roma, 1998; documento 109: 167-200.

1.11 Epatite C

Se durante l'attività di sorveglianza sanitaria il Medico Competente richiede il test per epatite C o HCV si esegue la determinazione degli anticorpi anti HCV; se risulta positivo (infezione pregressa), si consiglia eseguire determinazione di HCV RNA qualitativo.

Quando richiesto in prima istanza l'HCV RNA si esegue la ricerca qualitativa, poiché fornisce indicazioni sulla presenza o assenza di genoma virale nel campione. HCV-RNA è il marker più precoce d'infezione, è già rilevabile 1-2 settimane dopo l'infezione, circa 1 mese prima dell'aumento delle transaminasi. La persistenza di HCV-RNA e l'aumento di ALT per più di 6 mesi sono indice di cronicizzazione dell'infezione.

La ricerca quantitativa dell'HCV-RNA: fornisce il numero di copie di RNA virale nel campione, è indispensabile per valutare l'efficacia del trattamento terapeutico solo di alcuni genotipi del virus.

Attualmente non esiste una profilassi per HCV: immunoglobuline e farmaci antivirali non sono

raccomandati come profilassi dopo esposizione ad un paziente fonte HCV positivo.

La gestione dell'esposizione occupazionale ad HCV dipende pertanto dall'indicazione o meno al trattamento precoce dell'infezione da HCV (cioè durante l'infezione acuta sintomatica o durante i primi sei mesi di infezione). L'incidenza media di sieroconversione anti-HCV (12) dopo esposizione percutanea accidentale a sangue di un soggetto fonte anti-HCV positivo è dell' 1,8% (range 0% - 7%), più raramente avviene dopo esposizione mucosa, mentre non è stata documentata alcuna trasmissione dopo esposizione a sangue sia di cute integra che di cute non integra.

L'avvento di farmaci antivirali ad azione diretta sta cambiando il paradigma di trattamento dell'epatite C cronica. Nonostante ciò, molti pazienti affetti da un'epatopatia progressiva non possono aspettare che siano disponibili i regimi completamente orali e finora nessuna opzione terapeutica si è dimostrata efficace per coloro nei quali non ha funzionato l'attuale standard di cura, costituito da interferone pegilato, ribavirina e uno degli inibitori della proteasi NS3 di HCV approvati, boceprevir e telaprevir (13).

1.12 HIV

Il virus dell'immunodeficienza umana (HIV, sigla dell'inglese Human Immunodeficiency Virus) è l'agente responsabile della sindrome da immunodeficienza acquisita (AIDS).

È un retrovirus del genere lentivirus, caratterizzato cioè dal dare origine a infezioni croniche, che sono scarsamente sensibili alla risposta immunitaria ed evolvono lentamente ma progressivamente e che, se non trattate, possono avere un esito fatale[4]. In base alle conoscenze attuali, HIV è suddiviso in due ceppi: HIV-1 e HIV-2. Il primo dei due è prevalentemente localizzato in Europa, America e Africa centrale. HIV-2, invece, si trova per lo più in Africa occidentale e Asia e determina una sindrome clinicamente più moderata rispetto al ceppo precedente.

Per sapere se si è stati contagiati dall'HIV è sufficiente sottoporsi al test specifico per la ricerca degli anticorpi anti-Hiv che si effettua attraverso un normale prelievo di sangue. Il test dell'HIV è in grado di identificare la presenza di anticorpi specifici che l'organismo produce nel caso in cui entra in contatto con questo virus.

Diagnostica

Anticorpi anti-HIV: è una analisi di screening che non inquadra, però, il "periodo finestra" (che dura da 15 giorni fino 6 mesi) perché in questa fase non sono ancora presenti gli anticorpi.

Se il risultato è "presente" o "positivo" significa che la persona è venuta a contatto con il virus, ma potrebbe non avere contratto la malattia.

Per questo è consigliabile eseguire il test di conferma di Western Blot: se il risultato è "presente" o "positivo" significa che la persona ha contratto la malattia, quindi, è infetta ed infettante. Questo test non solo conferma la sieropositività, ma, in più, suddivide i vari tipi di anticorpi presenti, che è molto importante per stabilire la cura e per un inquadramento generale dell'evoluzione della malattia.

Test di biologia molecolare: se il risultato è "presente" o "positivo" significa che la persona è venuta a contatto con il virus e l'importanza di questo esame risiede nel fatto che individua la presenza dell'HIV fin dal "periodo finestra".

Conteggio dei linfociti CD4 e CD8: questa analisi è utile per verificare che si mantenga il loro equilibrio nel sangue, in particolare serve per monitorare l'efficacia della cura.

Valutazione del rischio da esposizione:
Numerosi studi hanno permesso di quantificare il rischio di infezione occupazionale negli operatori sanitari a seguito di diverse modalità di esposizione.

Il rischio medio di infezione da HIV è dello 0.3% in seguito a esposizione a sangue infetto per via percutanea e dello 0,09% per esposizione mucocutanea.

Da uno studio caso-controllo internazionale pubblicato dai Centers for Disease Control and Prevention (CDC) degli Stati Uniti nel 1997 sul New England Journal of Medicine,17 sono emersi alcuni fattori che possono comportare un aumento del rischio fino al 5%:

a) lesione profonda nell'operatore sanitario;
b) sangue visibile sul presidio causa della lesione;
c) paziente-fonte che sia deceduto per AIDS entro 60 giorni dall'esposizione;
d) presidio precedentemente utilizzato in vena o in arteria del paziente-fonte (ad es: un ago usato per prelievo).

Lo Studio Italiano sul Rischio Occupazionale di infezione da HIV (SIROH) suggerisce che la contaminazione ematica della congiuntiva, l'esposizione ad HIV concentrato (per es. in un laboratorio di ricerca o di produzione del virus) e la coinfezione con il virus dell'epatite C possono essere associati ad un maggior rischio di trasmissione e rappresentano ulteriori parametri di gravità dell'esposizione.

Il rischio connesso alla contaminazione cutanea, sia di cute lesa che di cute integra, è meno definito.

Profilassi

La profilassi antiretrovirale post-esposizione deve essere iniziata il più presto possibile, preferibilmente entro 1-4 ore.

La profilassi antiretrovirale post-esposizione è sconsigliata quando sono trascorse oltre 72 ore dall'esposizione.

L'offerta della profilassi antiretrovirale post-esposizione oltre le 72 ore, misura che potrebbe essere paragonata ad un trattamento precocissimo dell'infezione (al fine di limitarne la gravità una volta che essa si sia determinata), può essere considerata in casi specifici, (esposizioni a rischio elevato di trasmissione quali trasfusioni di sangue o inseminazione artificiale da donatore risultato HIV positivo) ma non è raccomandata.

L'operatore esposto deve essere avvisato di utilizzare precauzioni per prevenire trasmissioni secondarie, soprattutto durante le prime 6-12 settimane dall'esposizione a rischio: utilizzo del condom o astensione da rapporti sessuali, non donare sangue, evitare gravidanze, non allattare.

Per le esposizioni in cui è prescritta la profilassi antiretrovirale post-esposizione, l'operatore esposto deve essere informato riguardo: possibile tossicità farmacologica e la necessità del monitoraggio clinico/laboratoristico, possibili interazioni tra farmaci, l'importanza dell'aderenza al trattamento (8).

1.13 Tubercolosi

La tubercolosi (TB) costituisce da sempre un importante problema di salute pubblica sia nei Paesi in via di sviluppo sia in quelli industrializzati.

Qualunque programma di controllo della TB implica, quali obiettivi primari, l'immediata identificazione e l'adeguato trattamento dei casi incidenti di malattia TB attiva; l'adeguata gestione dei soggetti con forme contagiose (presenza di Mycobacterium tubercolosis all'esame microscopico) riduce il rischio comunitario di esposizione.

Negli anni più recenti, le nazioni caratterizzate da una bassa incidenza di TB hanno identificato l'eliminazione dell'infezione come obiettivo del prossimo futuro, mediante un approccio di sanità pubblica più complesso rispetto a quello suddetto, concernente il controllo della sola malattia TB; in particolare, accanto all'identificazione dei contatti di potenziali nuove sorgenti di infezione, grande enfasi è stata data alla terapia preventiva o, qualora controindicata, al follow-up di soggetti con infezione recente da M. tuberculosis (Latent TB Infection, LTBI) (14).

L'Organizzazione Mondiale della Sanità (OMS) stima che circa 1/3 della popolazione mondiale sia infettato dal M. tuberculosis (15).

La diagnosi di LTBI può essere basata sulla informazione raccolta dai risultati di responsività immunologica del test tubercolinico (Tuberculin Skin Testing, TST) e/o da quelli ottenuti mediante metodiche immunologiche ex vivo (Interferon-γ Release Assay, IGRA), dalla radiografia del torace e dall'esame obiettivo. La diagnosi di LTBI è, quindi, sostanzialmente indiretta in quanto lo stato infettivo è valutato sulla base di una risposta immunitaria acquisita e persistente che non necessariamente risulta concomitante con il processo replicativo di micobatteri tubercolari a livello polmonare, eventualmente eradicati dal sistema immunitario.

Per definizione, i soggetti con LTBI sono asintomatici e non contagiosi.

Tra i soggetti etichettati come TST+, circa il 5% svilupperà malattia TB nei primi cinque anni successivi al contatto con soggetto contagioso mentre un altro 5% nella restante parte della propria esistenza; tale rischio è strettamente connesso all'età e alle differenti condizioni di deficienza del sistema immunitario. Nella maggior parte dei casi il sistema immunitario contiene l'infezione tubercolare, evitando la progressione a malattia attiva (16).

Il TST identifica gli individui potenzialmente infetti dal M. tubercolosis; viene eseguito in sede intra-dermica, mediante la tecnica intra-dermica di Mantoux, iniettando una soluzione di 0,1 ml di 5 TU di derivati di proteine purificate (Purified Protein Derivative, PPD), capace di produrre un pomfo di 6-10 mm sulla faccia volare dell'avambraccio, simulando a livello intra-dermico quanto si realizza a livello alveolare.

La lettura e l'interpretazione delle reazioni successive al TST si dovrebbero eseguire 48-72 ore dopo la somministrazione della sostanza suddetta da parte di operatori sanitari sottoposti a specifico training.

Vaccinazione anti-tubercolare BCG (11)

Il vaccino anti-TB BCG (Bacille Calmette-Guérin) ha un evidente effetto sui risultati del TST, determinando spesso confusioni interpretative.

Non esiste un affidabile test cutaneo in grado di distinguere tra reazioni correlate al vaccino e quelle causate dall'infezione TB.

Il DPR 465/2001 ha drasticamente limitato le indicazioni di uso di questa vaccinazione ai soli operatori sanitari ad alto rischio di esposizione a ceppi di bacilli tubercolari multi-farmaco-resistenti, oppure che operino in ambienti ad alto rischio e non possano, in caso di cuticonversione, essere sottoposti a terapia preventiva, perché presentano controindicazioni cliniche all'uso di farmaci specifici.

I test immunologici, di recente introduzione, basati sull'identificazione di elementi cellulari ematici capaci di produrre IFN-γ a seguito di stimolazione antigenica specifica (Interferon-γ Release Assay), vengono eseguiti su sangue periferico raccolto da individui sospettati di infezione TB.

I test immunologici, basati su antigeni specifici per il M. tuberculosis, evitano, inoltre, il problema della reazione crociata con gli antigeni del BCG o di micobatteri non tubercolari presenti a livello ambientale, per cui la proporzione di falsi positivi tende a diminuire significativamente.

Ai fini della sorveglianza sanitaria negli operatori sanitari, la procedura è integrata utilizzando il Test Interferon Gamma (TIG) come conferma della positività del test tubercolinico. Il TST basale si definisce positivo (o significativo) con un diametro di indurimento uguale o superiore a 10 mm.

Nel momento in cui, anche il TIG dovesse risultare positivo, ciò definisce uno stato di infezione latente da parte del Mycobacterium Tubercolosis. Tale condizione è subclinica, priva cioè di segni e/o sintomi clinici. È opportuno ricordare che la SS ha lo scopo principale di individuare la ITL negli OS esposti a MT, nei quali la chemioprofilassi ha un rapporto costo-beneficio favorevole.

Il trattamento di LTBI, quale strategia per l'eliminazione dell'infezione TB, dovrà valutare accuratamente il problema delle tossicità farmacologiche e dell'aderenza dei soggetti alla terapia prescritta (rischio di resistenza a seguito di un uso esteso di un dato farmaco a dosi sub-ottimali).

Ai fini delle eventuali successive valutazioni periodiche il cut-off di 10 mm (confermato da TIG dove previsto) esclude dalla ripetizione del test.

Nell'ambito dei controlli periodici, per conversione tubercolinica recente si intende:

- incremento di diametro $\geq$10 mm in due anni tra due TST in soggetti con precedente (di norma entro 2 anni) TST < 10 mm (confermato eventualmente con TIG)
- TIG positivo in persone con precedente, entro 2 anni, TIG negativo o TST < 10 mm (17).

Profilassi

Per ridurre il rischio di TB negli operatori sanitari, appare fondamentale la stesura di procedure e protocolli scritti, completi, aggiornati e condivisi da tutte le figure aziendali preposte alla prevenzione dei rischi occupazionali, che includano tutte le fasi della prevenzione del rischio TB in ospedale, da quella di tipo tecnico-organizzativo e procedurale a quella secondaria e terziaria, rappresentata dalla educazione sanitaria dei lavoratori e dalla SS preventiva, periodica e post-esposizione. La necessità di programmi scritti è ribadita dalle linee guida nazionali ed internazionali.

Per la stesura ed aggiornamento dei programmi, è opportuno identificare un gruppo di lavoro aziendale, che includa la Direzione Sanitaria, RSPP, Medico Competente e Dipartimento di Prevenzione.

Nella sezione dedicata alla prevenzione tecnica, organizzativa e procedurale, dovrebbero essere incluse procedure aziendali per le precauzioni standard e per la scelta dei dispositivi di protezione individuale, con riferimenti specifici a tutte le possibili circostanze di esposizione presenti in azienda (ad esempio, radiodiagnostica, fisioterapia, ambulatori).

1.14 Influenza

La potenziale trasmissione dei virus associata alle attività di assistenza e l'elevata prevalenza delle sindromi influenzali, con possibili ricadute sull'assenteismo dal lavoro e sulla produttività, rappresentano tematiche di notevole interesse per il Medico Competente (MC). Tra le misure preventive efficaci, la letteratura indica la vaccinazione e l'osservanza delle precauzioni standard (vedi sopra).

Vaccinazione anti-influenzale (11)
Questa vaccinazione oltre la salvaguardia della salute del singolo ha il duplice scopo di proteggere i pazienti con cui l'operatore può venire a contatto ed ai quali può trasmettere l'infezione, e di evitare l'interruzione di servizi essenziali di assistenza in caso di epidemia influenzale. Per tale ragione è necessario che ogni azienda sanitaria promuova attivamente tutte le iniziative ritenute idonee ad incrementare l'adesione alla vaccinazione da parte dei propri operatori e degli studenti dei corsi durante l'annuale campagna vaccinale che si svolge nella stagione autunnale.

1.15 Malattie esantematiche (morbillo, varicella, rosolia, parotite, pertosse)

L'età di incidenza di queste infezioni è progressivamente aumentata negli ultimi anni, tanto che sono sempre più frequenti le descrizioni di epidemie nosocomiali da tali agenti infettivi. La vaccinazione con MPR degli operatori sanitari suscettibili è indispensabile sia per evitare danni all'operatore stesso (basti rammentare la pericolosità del morbillo nell'adulto e della rosolia per le donne in età fertile), sia per evitare la possibile trasmissione di agenti infettivi ai pazienti e di sostenere pertanto epidemie nosocomiali.

Vaccinazione anti-morbillo, parotite, rosolia (MPR) (11)
Si rammenta che la vaccinazione deve essere somministrata in due dosi distanziate di almeno 4 settimane, e che, per tutte queste malattie, il ricordo di aver avuto la malattia non può essere considerato affidabile. In particolare, per la rosolia è necessario avere documentazione sierologica di immunità.

La vaccinazione può essere effettuata anche in caso di suscettibilità ad una soltanto delle 3 malattie prevenute dal vaccino MPR.

Varicella
La presenza di fasce di suscettibilità alla varicella tra gli adulti (età nella quale l'infezione può assumere caratteri di maggiore gravità) e la descrizione dell'insorgenza di diverse epidemie nosocomiali rende necessario proporre attivamente questa vaccinazione a tutti gli operatori sanitari suscettibili (in questo caso ci si può affidare al ricordo di aver già avuto la malattia in passato).

La vaccinazione: va effettuata in due dosi distanziate di almeno 4 settimane (11).

Vaccinazione anti-pertosse
Per la protezione del neonato è consigliabile per gli operatori dei reparti ostetrici e del nido un richiamo con DTaP, così come lo è per tutte le altre figure che accudiscono il neonato.

Il vaccino, (DTP) a cellule intere è disponibile fin dal 1940. Negli ultimi anni è disponibile il nuovo vaccino "acellulare" (DTaP), contenente cioè soltanto alcuni componenti del batterio. Questo nuovo vaccino, rispetto al vecchio preparato ottenuto con cellule batteriche intere, provoca un minor numero di reazioni nei vaccinati, pur conservando una elevata efficacia protettiva.

Il vaccino antipertossico è solitamente combinato con il vaccino antitetanico e antidifterico (DTaP) al quale si accomuna per modo e calendario di somministrazione.

Per l'immunizzazione dei nuovi nati, di solito oggi, viene utilizzato il vaccino esavalente che oltre a proteggere contro la pertosse previene anche il tetano, la difterite, la poliomielite, l'epatite virale B, e le infezioni invasive da HIB.

1.16 Agenti infettivi classificati come cancerogeni

Studi epidemiologici e biologici hanno confermato in via definitiva che gli agenti infettivi sono fra i fattori eziopatogenetici più rilevanti e specifici per tumori maligni determinandone il 15-20% dei casi (26% nei paesi in via di sviluppo; 8% nei paesi sviluppati). Gli agenti infettivi implicati nella carcinogenesi sono riportati nella tabella della pagina seguente.

In termini quantitativi, i principali agenti infettivi sono HP – Helicobacter pilori (5.5% di tutti i tumori), HPV – Papilloma virus umano (5.2%), HBV – Virus dell'epatite B e HCV Virus dell'epatite C (4.9%), EBV – Epstein-Barr virus (1.0%) e HHV8 – Herpesvirus umano di tipo 8 (0.9%). La percentuale di infezione correlata a cancro è più alta nei paesi in via di sviluppo a causa della più alta prevalenza di infezione primaria con gli agenti infettivi coinvolti (HBV, HP, HPV e HIV), e assenza di programmi di screening per lesioni cervicali precancerose HPV-correlate. Negli ultimi vent'anni sono state sviluppate diverse strategie contro agenti infettivi associati a cancerogenesi. Queste includono la terapia antibiotica contro HP e due vaccini profilattici contro HBV e HPV.

Agenti infettivi	Classificazione secondo IARC*	Tumore/ Sede anatomica del tumore
HP Helicobacter pilori	1	stomaco
HPV Human Papilloma virus	1, 2A	cervice e altre sedi
HBV Hepatitis B Virus	1	fegato
HCV Hepatitis C virus		
EBV Epstein-Barr virus	1	Linfomi e carcinoma rinofaringeo
HHV8 Human Herpesvirus 8	2A	Sarcoma di Kaposi
Schistosoma haematobium	1	vescica
HTLV-1 Human T-cell leukaemia virus type 1	1	leucemia
Opisthorchis viverrini	1	Colangiocarcinoma (sistema biliare)
Clonochis sinensis	2A	

* 1 = cancerogeno per gli esseri umani;
* 2A = probabile cancerogeno per gli esseri umani (18)

1.17 Bibliografia

1) D.Lgs 81/2008 s.m.i. Alessio L, Porru S, e coll., *Linee guida per la sorveglianza sanitaria dei lavoratori della sanità esposti a rischio biologico*, in *Linee guida per la formazione continua e l'accreditamento del Medico del Lavoro*, Società italiana di Medicina del Lavoro e Igiene Industriale. Apostoli P, Imbriani M, Soleo L, Abbritti G, Ambrosi L. Editori, PIME, Pavia, 2005.
2) Siegel JD, Rhinehart E, Jackson M, Chiarello L, and the Healthcare Infection Control Practices Advisory Committee, *2007 Guideline for Isolation Precautions: Preventing Transmission of Infectious Agents in Healthcare Settings*,
3) De Carli G, Fusco FM, Martini L, Puro V., *Le misure di isolamento*, in *Infezioni ad elevato allarme sociale. Gestione dell'assistenza sanitaria di casi sospetti o accertati*, a cura di V. Puro, G. Ippolito, Roma 2008.

4) http://whqlibdoc.who.int/publications/2004/9241546506_ita.pdf
5) Prüss-Ustün A, Rapiti E, Hutin Y., *Estimation of the global burden of disease attributable to contaminated sharps injuries among healthcare workers*, Am J Ind Med 2005; 48: 482-90.
6) De Carli G, Petrosillo N, Puro V, Ippolito G., *Surveillance of occupational exposure to bloodborne pathogens in health care workers: the Italian national programme*, Euro Surveill 1999; 4:33-6.
7) Jagger J, Puro V, De Carli G, *Occupational transmission of hepatitis C virus*, JAMA2002; 288:1469.
8) Azienda Ospedaliera di Perugia, *Malattie Infettive raccomandazioni per la gestione delle esposizioni occupazionali ad HIV e virus epatite B e C indicazioni di utilizzo nei casi di esposizione non occupazionale;* 2ª revisione: Giugno 2007.
9) *Manzi P, Le infezioni ospedaliere: un approccio sistemico.*
10) *Updated U.S. Public Health Service Guidelines for the Management of Occupational Exposures to HBV, HCV, and HIV and Recommendations for Post-exposure Prophylaxis*, MMWR, June 29, 2001 (50) No. RR -11.
11) Ministero della Salute, *Piano Nazionale Prevenzione Vaccinale 2012-2014.*
12) Updated U.S. Public Health Service Guidelines for the Management of Occupational Exposures to HBV, HCV, and HIV and Recommendations for Post-exposure Prophylaxis, MMWR, June 29, 2001 (50) No. RR -11.
13) Sulkowski MS et al., *Sustained virologic response with daclatasvir plus sofosbuvir ± ribavirin (RBV) in chronic HCV genotype (gt) 1-infected patients who previously failed telaprevir (TVR) or boceprevir (BOC)*, EASL 2013; abstract 1417.
14) Clancy L, Rieder H L, Enarson DA, Spinaci S, *Tuberculosis elimination in the countries of Europe and other industrialized countries. Based on a workshop held at Wolfheze*, Netherlands, 4-9 March 1990, under the joint auspices of the IUATLD (Europe region) and WHO. Eur Respir J 1991; 4: 1288-95.
15) Mack U, Migliori GB, Sester M, Rieder HL, Ehlers S, Goletti

D, Bossink A, Magdorf K, Hölscher C, Kampmann B, Arend SM, Detjen A, Bothamley G, Zellweger JP, Milburn H, Diel R, Ravn P, Cobelens F, Cardona PJ, Kan B, Solovic I, Duarte R, Cirillo DM; C. Lange; *TBNET. LTBI: latent tuberculosis infection or lasting immune responses to M. tuberculosis? A TBNET consensus statement*, Eur Respir J 2009; 33: 956-73.

16) Giovanni S, *Diagnosi e trattamento dell'infezione tubercolare latente*, G Ital Med Lav Erg 2010; 32:3, 256-259 tratto da Rischio Biologico in Sanità, coordinatore: Stefano Porru. G Ital Med Lav Erg 2010; 32:3, 231-322.

17) Ministero della Salute, *Prevenzione della tubercolosi negli operatori sanitari e soggetti ad essi equiparati.* Approvato come Accordo nella Conferenza Stato-Regioni-Province Autonome del 7 febbraio 2013.

18) Who, *World Cancer Report 2008*, B. Boyle e B. Levin, Lyon 2008.

19) Ispesl, *Linee Guida sull'attività di sterilizzazionequale protezione collettiva da agenti biologici per l'operatore delle strutture sanitarie (D.Lgs. 626/94)*, www.ispesl.it, 2005

20) Ispesl, *Studio per la predisposizione di Linee Guida per gli interventi di prevenzione relativi alla sicurezza e all'igiene del lavoro nelle Strutture di Pronto Soccorso*, gennaio 2005, www.ispesl.it

21) Ispesl, *Linee Guida per gli interventi di prevenzione relativi alla sicurezza e all'igiene del lavoro nel Blocco Parto*, gennaio 2006, www.ispesl.it

22) Ispesl, *Linee Guida sugli standard di sicurezza e di igiene del lavoro del reparto operatorio*, dicembre 2009, www.ispesl.it

23) Ministero della Salute, *Documento tecnico sulle misure di protezione per la tutela della salute nelle operazioni di trasporto e gestione extraospedaliera di pazienti infetti o potenzialmente infetti da agenti biologici di classe IV*, 7 dicembre 2015

CAPITOLO 2

IL RISCHIO CHIMICO IN OSPEDALE

PIETRO MANZI, FRANCESCO DE GIORGIO,
GIULIA DE VUONO

2.1 Introduzione

Gli agenti chimici sono definiti precisamente dal D.LGS 81/08 all'Art. 222:

a) agenti chimici: tutti gli elementi o composti chimici, sia da soli sia nei loro miscugli, allo stato naturale o ottenuti, utilizzati o smaltiti, compreso lo smaltimento come rifiuti, mediante qualsiasi attività lavorativa, siano essi prodotti intenzionalmente o no e siano immessi o no sul mercato;

b) agenti chimici pericolosi:

1) agenti chimici classificati come sostanze pericolose ai sensi del Decreto Legislativo 3 febbraio 1997, n. 52(N), e successive modificazioni, nonché gli agenti che corrispondono ai criteri di classificazione come sostanze pericolose di cui al predetto Decreto. Sono escluse le sostanze pericolose solo per l'ambiente;
2) agenti chimici classificati come preparati pericolosi ai sensi del Decreto Legislativo 14 marzo 2003, n. 65(N), e successive modificazioni, nonché gli agenti che rispondono ai criteri di classificazione come preparati pericolosi di cui al predetto Decreto. Sono esclusi i preparati pericolosi solo per l'ambiente;
3) agenti chimici che, pur non essendo classificabili come pericolosi, in base ai numeri 1) e 2), possono comporta-

re un rischio per la sicurezza e la salute dei lavoratori a causa di loro proprietà chimico-fisiche, chimiche o tossicologiche e del modo in cui sono utilizzati o presenti sul luogo di lavoro, compresi gli agenti chimici cui è stato assegnato un valore limite di esposizione professionale.

La rappresentazione delle proprietà chimico-fisico e tossicologiche degli agenti chimici viene conferita mediante specifiche *categorie o classi di pericolo* secondo quanto previsto dalla normativa vigente.

Nella fattispecie, ad oggi, si fa riferimento al Regolamento CE n. 1272/2008 del 16 dicembre 2008, denominato Regolamento CLP (*Classification, Labelling and Packaging*), che è entrato in vigore nell'Unione Europea il 20 gennaio 2009 ed ha introdotto un nuovo sistema di classificazione, etichettatura ed imballaggio delle sostanze e delle miscele.

Esso abrogherà le precedenti Direttive Europee a partire dal 1 giugno 2015, al termine di un periodo di transizione durante il quale sono applicabili sia il vecchio sistema che il nuovo.

Altresì il summenzionato Decreto 81/2008 specifica i concetti di pericolo e di rischio:

a) pericolo: la proprietà intrinseca di un agente chimico di poter produrre effetti nocivi;
b) rischio: la probabilità che si raggiunga il potenziale nocivo nelle condizioni di utilizzazione o esposizione.

Agenti chimici pericolosi possono indurre effetti dannosi, più o meno gravi (intossicazione, malattia professionale, morte), sull'organismo che ne subisce l'azione, in funzione alle specifiche proprietà chimico-fisiche e tossicologiche, alle modalità di utilizzo degli stessi ed alla dose assorbita.

2.2 Le vie di introduzione degli agenti chimici nell'organismo

Di solito una sostanza pericolosa può entrare nell'*organismo umano* attraverso *tre vie* principali: *orale, polmonare e cutanea*. Più raramente esso può penetrare attraverso la via nasale e quella oculare.

In laboratorio, la via principale di penetrazione è attraverso il tratto respiratorio. In effetti un grande numero di sostanze chimiche possono essere inalate entrando nell'organismo sotto forma di:

- gas o *vapore* (rilasciati in particolare da *liquidi volatili* come i solventi organici);
- solidi finemente suddivisi (polveri);
- aerosol (aria + solidi o liquidi finemente suddivisi).

Non bisogna trascurare tuttavia la penetrazione *attraverso la pelle* (e le mucose) perché alcune sostanze entrano più facilmente attraverso questa via che non per inalazione.

L'assorbimento degli agenti chimici può avvenire per:

a) inalazione;
b) contatto cutaneo;
c) ingestione;
d) iniezione.

Assorbimento per inalazione

L'inalazione, cioè l'introduzione dell'agente chimico nei polmoni durante la respirazione, rappresenta la via di ingresso principale nel corpo di sostanze e/o preparati pericolosi durante il lavoro. Il rischio di esposizione per inalazione ad agenti chimici pericolosi si presenta quando i processi o le modalità operative provocano l'emissione di detti agenti con la conseguente diffusione nell'ambiente sotto forma di inquinanti chimici aerodispersi.

L'inalazione di gas tossici e vapori può produrre avvelenamento con l'assorbimento attraverso le mucose della bocca, della gola e del polmone, danneggiando seriamente questi organi attraverso un'azione locale.

Questo tipo di assorbimento può essere estremamente rapido a causa della grande superficie d'assorbimento (circa 75 m^2). Questa è la via d'assorbimento più pericolosa per molte sostanze tossiche.

Tra le norme igieniche si ricorda il divieto di fumare nei luoghi di lavoro ed in particolare dove è possibile l'esposizione a sostanze pericolose, in quanto il fumo può ulteriormente veicolare all'interno dell'organismo le sostanze tossiche, oltre a presentare rischi specifici aggiuntivi quali la cancerogenicità dei prodotti di combustione o rischi quali incendio, esplosioni, ecc.).

Assorbimento per contatto cutaneo

In genere le sostanze chimiche sono assorbite dalla pelle più lentamente che dall'intestino o dai polmoni. Comunque le sostanze e/o preparati chimici (in particolare i solventi organici) possono entrare nel corpo sia direttamente che attraverso indumenti contaminati. Il rischio di esposizione per contatto cutaneo si può presentare durante le fasi di manipolazione delle sostanze e/o preparati pericolosi.

Molte sostanze chimiche possono produrre danni per contatto diretto con la pelle, quali, irritazioni, bruciature e reazioni allergiche. Invece l'assorbimento attraverso la pelle dipende da numerosi fattori, quali: la concentrazione della sostanza chimica, la reattività chimica, la solubilità (sia in acqua che nei grassi).

L'assorbimento è anche dipendente dalle condizioni di contatto dalla parte del corpo esposto e dalla durata del contatto.

Inoltre, ferite e lacerazioni della cute producono un aumento dell'assorbimento delle sostanze chimiche.

Il contatto con gli occhi è particolarmente pericoloso poiché la maggior parte delle sostanze risultano fastidiose, irritanti se non addirittura nocive e tossiche. Inoltre un buon numero sono anche in grado di causare ustioni e la perdita della vista. Per questo motivo l'utilizzo di idonei dispositivi di protezione individuale (occhiali protettivi) è fortemente consigliato.

Assorbimento per ingestione

L'ingestione accidentale di sostanze pericolose, specialmente in quantità rilevanti, è piuttosto infrequente anche se non impossibile.

Il tratto gastrointestinale che consiste in bocca, esofago, stomaco e intestino può essere immaginato come un tubo di dimensioni variabili (circa 5-7 m di lunghezza), con una grande superficie di assorbimento (circa 200 m^2). Se la sostanza chimica è relativamente insolubile (in forma solida) avrà un limitato contatto con il tessuto intestinale, e la quantità d'assorbimento sarà bassa.

Sostanze organiche sono invece più facilmente assorbibili e quindi più pericolose.

Tra le norme igieniche da rispettare si ricorda il divieto di assumere cibi e bevande nei luoghi di lavoro e in particolare dove è possibile l'esposizione a sostanze pericolose. Si evidenzia ancora la necessità di un'accurata pulizia delle mani prima di mangiare, del divieto di conservare cibi e bevande in frigoriferi dove sono stoccate sostanze pericolose (ad es. nei laboratori), di contenitori etichettati a norma, ecc.

Iniezione

L'esposizione a sostanze chimiche pericolose per iniezione non avviene frequentemente in laboratorio tuttavia, può accadere inavvertitamente quando si manipolano siringhe (ad esempio nei reparti dove si usano gascromatografi o HPLC), oppure producendosi delle ferite utilizzando vetreria danneggiata o parti metalliche contaminate. Tale via di assorbimento è estremamente pericolosa perché può introdurre sostanze tossiche direttamente in circolo eliminando il processo d'assorbimento.

2.3 La rilevanza delle tipologie di esposizione

La via inalatoria è stata da sempre quella su cui si è concentrata maggiormente l'attenzione e sono state stabilite od ipotizzate correlazioni tossicologiche ed epidemiologiche tra patologie e concentrazioni ambientali.

Come conseguenza del grande numero di studi che hanno riguardato l'assorbimento per inalazione, già da parecchi anni la comunità scientifica ha proposto dei limiti di esposizione professionale (intesi come massima concentrazione possibile dell'inquinante nell'aria presente nell'ambiente di lavoro) per svariati agenti chimici pericolosi.

L'assorbimento per via cutanea ha invece destato minore interesse da parte degli igienisti industriali, sia perché per la maggior parte delle sostanze si riteneva trascurabile il suo contributo all'assorbimento totale, sia perché i metodi per la sua valutazione risultavano più complessi e difficilmente standardizzabili.

Studi relativamente recenti hanno però messo in evidenza che trascurare l'esposizione cutanea significa in molti casi sottostimare enormemente la dose assorbita dai lavoratori.

La contaminazione della pelle con agenti chimici pericolosi può aver luogo come risultato di differenti processi.

Tra questi si possono citare:

a) immersione in soluzioni contaminate;

b) schizzi dell'inquinante o di soluzioni che lo contengano;

c) contatto con superfici contaminate;

d) deposizione di particelle o vapori sulla pelle in seguito alla sommersione in atmosfere contenenti l'agente sotto forma di vapore o di aerosol.

La valutazione dell'esposizione cutanea è resa ancora più difficile in considerazione che:

- esistono ancora pochi dati sui limiti di esposizione professionale cutanea;
- non è facile ricavare la quantità effettivamente assorbita nell'organismo rispetto a quella depositata sulla cute;
- spesso non è chiaro se il valore limite di concentrazione in aria individuato da alcune organizzazioni quali ad esempio ACGIH, OSHA, ecc., tenga conto solo dell'assorbimento dell'inquinante per via inalatoria, od anche per assorbimento cutaneo in seguito alla sommersione nei vapori.

Anche l'allegato XXXVIII al D.Lgs. 81/2008, contenente una tabella di sostanze chimiche con i relativi valori limite di esposizione professionale (LEP Livello di Esposizione Personale), non dissipa questo ultimo dubbio sul valore limite. Infatti con la notazione cutanea "pelle", attribuita ai LEP, viene generalmente identificata la possibilità di un assorbimento significativo attraverso la pelle.

2.4 Le principali forme di tossicità

La tossicità dovuta a sostanze o preparati/miscele pericolose rappresenta l'effetto dannoso che viene prodotto da queste sull'organismo.

Una sostanza pericolosa può determinare effetti tossici con due tipi di interazione:

- per *azione diretta* della sostanza sul suo bersaglio (dipende molto dalla reattività della sostanza);
- per *azione indiretta* di un intermedio definito prodotto tossico finale.

Il prodotto tossico finale è un derivato della sostanza chimica pericolosa originale (o agente pre-tossico), derivante da un processo idrolitico nell'ambiente biologico o da processi di biotrasformazione (metabolizzazione enzimatica).

Tramite la sperimentazione è possibile distinguere gli effetti immediati, cioè gli effetti acuti (a volte letali) da quelli ritardati nel tempo che portano a effetti tossici più o meno a lungo termine.

La tossicità si può distinguere in tre forme di intossicazione.

Intossicazione acuta: esposizione di breve durata a forti concentrazioni con assorbimento rapido della sostanza tossica. Gli effetti sono immediati e si hanno entro le 24 ore con morte o guarigione rapida.

Le *intossicazioni acute* sono rare nei laboratori e sono di solito dovute ad accidentale miscelazione di sostanze chimiche incompatibili che rilasciano gas molto tossici (es. gluteraldeide in ambito sanitario)

Ad esempio, trattare una soluzione acquosa di *cianuro di potassio* (KCN) con un *acido*, anche se debole, libera *acido cianidrico*, un gas inodore ed estremamente tossico.

Aggiungendo degli *acidi*, anche deboli come l'*acido citrico* (dal limone) ad una soluzione di *ipoclorito di sodio*, si libera *cloro molecolare* (Cl_2). Questo fenomeno può avere luogo quando si mescolano detersivi acidi alla candeggina (ipoclorito di sodio in soluzione). Il cloro è un *gas molto corrosivo* che può rapidamente divenire mortale in uno spazio confinato (ad es. toilettes).

Intossicazione sub-acuta: esposizioni per un periodo di più giorni o settimane prima che appaiano i primi effetti.

Queste intossicazioni a medio termine possono essere causate da solventi quali il *cloroformio* ($CHCl_3$) che ha due organi bersaglio che sono il *fegato* e i *reni*, ma anche i *solventi clorurati* (anche il cloruro di metilene [diclorometano]) poiché sono tutti sostanze irritanti e neurotossiche. Inoltre essi sono spesso anche *epatotossici, neurotossici* e dannosi per la riproduzione.

Intossicazione cronica: esposizione frequente e prolungata nel tempo (tossicità a lungo termine). Gli effetti sono tardivi (fino anche a diverse decine di anni). L'intossicazione in questo caso si manifesta:

- perché la quantità di sostanza tossica eliminata è inferiore alla quantità assorbita in modo da ottenere una concentrazione tale da ingenerare manifestazioni cliniche (esempio saturnismo, intossicazione da piombo);
- perché la quantità di sostanza tossica assorbita a seguito di esposizioni ripetute si accumula su un particolare tessuto e viene rilasciata solo in un tempo successivo (es: sostanze liposolubili che si vanno a concentrare in tessuti adiposi; a seguito di dimagrimento e quindi di diminuzione del tessuto adiposo si libera il tossico che genera così gli effetti tossici).

Dati di letteratura riportano che non c'è relazione fra la tossicità acuta e quella a lungo termine.

L'azione degli agenti chimici può inoltre essere *locale*, se agisce unicamente intorno al punto di contatto (pelle, occhi, vie respiratorie, ecc.), come l'azione corrosiva di acidi concentrati sulla cute con cui vengono a contatto, oppure generale o sistematico, se l'azione si manifesta in punti lontani dal contatto, e questo a causa:

- della via di trasmissione della sostanza tossica (tramite l'inalazione e il passaggio nella circolazione sanguigna si possono avere effetti su altri organi quali il fegato);
- della composizione chimica dell'organo colpito (tenore in lipidi);
- dal grado di perfusione dell'organo che può comportare una concentrazione eccessiva della sostanza tossica;
- delle caratteristiche biochimiche dell'organo colpito (capacità dell'organo a produrre metaboliti più tossici di quello assorbito).

Tra i molti ambienti lavorativi in cui è presente un rischio chimico, quello ospedaliero risulta essere senza dubbio uno dei più complessi per l'esecuzione della valutazione del rischio; i motivi si possono rintracciare nella presenza di sostanze con elevate caratteristiche di tossicità, nelle scelte cliniche che spesso portano gli operatori a contatto con farmaci di nuova generazione i cui effetti secondari non sono completamente noti, o nelle procedure operative che prevedono, contemporaneamente, l'utilizzo di sostanze chimiche diverse necessarie per il normale procedere delle terapie o degli interventi. Inoltre le sostanze utilizzate variano in concentrazione a seconda della specifica necessità e questo, unito alla varietà di mansioni svolte dagli operatori sanitari nel corso della loro attività giornaliera, porta gli operatori stessi ad esposizioni la cui entità è difficilmente quantificabile. All'interno della struttura i lavoratori, nell'arco del turno lavorativo, svolgono mansioni eterogenee e difficilmente proceduralizzabili. Inoltre è necessario tener presente che l'esposizione al rischio può interessare diverse figure presenti nella struttura oltre agli operatori (pazienti, visitatori).

Gli ambienti più problematici risultano: le sale operatorie, i laboratori di ricerca e analisi, le sale di sterilizzazione chimica, i laboratori di istopatologia, gli ambienti in cui avvengono le preparazioni e la somministrazione di farmaci antiblastici. Se ne deduce che le fonti di rischio chimico possono essere distinte in quattro classi di composti :

a) gli anestetici per inalazione
b) i chemioterapici antiblastici
c) i disinfettanti e sterilizzanti chimici
d) i composti chimici usati nei laboratori

2.5 Gli anestetici per inalazione

Gli anestetici per inalazione, usati nelle sale operatorie, la cui presenza ambientale può essere causata da fattori diversi (raccordi mal funzionanti, cattiva areazione dei locali, procedure anestesiologiche maldestre ecc.); ricordiamo che la IARC (International Agency for Research on Cancer) ha classificato i principali anestetici volatili (enfluorano, alotano, isofluorano, metossifluorano e protossido di azoto) nel gruppo 3, come sostanze non identificabili come cancerogeni per l'uomo.

Danni ai lavoratori esposti

Gli anestetici per inalazione possono provocare danni anche molto seri ai lavoratori esposti, sebbene la frequenza di tali danni si sia progressivamente ridotta nel tempo grazie alle misure di contenimento attuate.

Protossido di azoto
Sistema Nervoso Centrale: a concentrazioni superiori alle 100 ppm sono state segnalate cefalea, astenia, sonnolenza, insonnia, ansia, crisi depressive, riduzione delle performance audio-visive, motorie, della vigilanza e della memoria.
Sistema Nervoso Periferico: polineuropatie sensitivo-motorie.
Apparato riproduttivo: all'infertilità maschile, dovuta ad effetti tossici diretti sulle cellule dell'epitelio tubulare seminifero, un aumento della frequenza di aborti spontanei e di anomalie ereditarie nel personale femminile di sala operatoria.
Sistema emolinfopoietico: anemia megaloblastica, ridotta sintesi midollare di leucociti (leucopenia periferica).

Anestetici volatili
Fegato: epatite acuta e cirrosi da alotano; sono stati riscontrati frequentemente nel personale esposto aumento delle γGT da induzione enzimatica ed ipertransaminasemia da necrosi dell'epatocita.
Rene: alterazione del meccanismo di riassorbimento tubulare (ipotensione).
Cuore: in letteratura è stato accertata da diversi anni l'esistenza di un rapporto diretto tra esposizione acuta ad anestetici alogenati e la comparsa di alterazioni del ritmo cardiaco, che si manifestano con modificazioni caratteristiche del tracciato elettrocardiografico.
Sistema linfatico e reticoloendoteliale: neoplasie del sistema linfatico e reticoloendoteliale.

Inquinamento ambientale
L'impiego degli anestetici, come è noto, può comportare un potenziale inquinamento ambientale con una

conseguente esposizione professionale che deve essere attentamente considerata ai fini del rispetto dei limiti stabiliti da normative vigenti e/o consigliati dai competenti organismi nazionali ed internazionali.

Risulta pertanto opportuno adottare, quale criterio di prevenzione, il principio di massima cautela affinché l'esposizione professionale a prodotti chimici volatili pericolosi sia ridotta al minimo possibile o eliminata utilizzando prodotti a minore tossicità o ricorrendo a procedure anestesiologiche che non prevedano l'impiego di anestetici inalatori.

Al momento attuale le acquisizioni scientifiche hanno dimostrato che alcuni gas anestetici, quale il protossido d'azoto (N_2O), presentano una maggiore tossicità rispetto ai liquidi volatili anestetici (ad esempio sevoflurano, desflurano, ecc.) e risulterebbe pertanto opportuno evitarne per quanto possibile l'utilizzo e considerare, quale requisito di qualità (in particolare modo per quanto attiene ai comparti operatori di nuova realizzazione), l'assenza di impianti di erogazione del protossido di azoto ad eccezione di particolari esigenze nell'ambito di tecniche chirurgiche e/o anestesiologiche.

Per quanto concerne i valori limite e le metodologie analitiche di controllo inerenti all'esposizione professionale ad agenti anestetici, nell'ambito della vigente Legislazione la Circolare del Ministero della Sanità n. 5 del 14 marzo 1989 "Esposizione professionale ad anestetici in sala operatoria" è al momento l'unica normativa che sottolinea le indicazioni al riguardo.

I valori di riferimento indicati dalla suddetta Circolare sono riferiti al protossido di azoto e corrispondono ai seguenti limiti tecnici :

- N_2O = 100 ppm (T.L.V. T.W.A.) per le sale operatorie costruite prima del 1989;
- N_2O = 50 ppm (T.L.V. T.W.A.) per le sale operatorie ristrutturate dopo il 1989.

Riguardo all'esposizione ad anestetici alogenati, la suddetta circolare si limita a "raccomandare" un limite di 2 ppm quale valore Ceiling per l'insieme degli anestetici alogenati.

Nella stessa vengono inoltre riportate le raccomandazioni [102] del N.I.O.S.H. (*National Institute for Occupational Safety and Health*) statunitense (1976) in merito ad alcuni valori di concentrazione di agenti

anestetici che potrebbero essere considerati alla stregua di una ottimizzazione dei requisiti di qualità, ovvero:

- N_2O = 25 ppm per le sale di chirurgia generale;
- N_2O = 50 ppm per le sale dentistiche;
- insieme di anestetici alogenati = 2 ppm, valore "ceiling".

Per la definizione dei T.L.V. (*Threshold Limit Values*) si fa riferimento a quanto indicato dalla ACGIH (*American Conference of Governmental Industrial Hygienists*):

- T.L.V – T.W.A. (Time Weight Average valore limite di soglia – media ponderata nel tempo): concentrazione media ponderata nel tempo su una giornata lavorativa convenzionale di otto ore e su quaranta ore lavorative settimanali;
- T.L.V – C (valore limite di soglia-ceiling): concentrazione che non deve essere superata durante qualsiasi momento dell'esposizione lavorativa.

È opportuno precisare che le indicazioni del N.I.O.S.H., per quanto concerne alla raccomandazione sul valore limite indicato per "l'insieme degli anestetici alogenati", sono da intendersi riferite a prodotti impiegati nel periodo storico suddetto, ovvero alotano (fluotano) ed enflurano (etrano), attualmente non più utilizzati. Fra gli anestetici inalatori maggiormente impiegati nella pratica clinica attuale vi sono Sevoflurano e Desflurano per i quali, tuttavia, non è stato ancora delineato un completo profilo tossicologico e, di conseguenza, definiti i valori "limite di esposizione". Poiché comunque nelle misure di prevenzione è opportuno adottare il principio per il quale l'esposizione professionale a prodotti chimici pericolosi sia mantenuta entro i livelli più bassi possibili, a scopo cautelativo risulta opportuno, anche per quanto attiene ai liquidi volatili anestetici di nuova generazione (es. Sevoflurano e Desflurano), contenerne i valori di concentrazione ambientale entro i livelli più bassi possibili.

Misure di prevenzione

Alla luce di quanto enunciato nel precedente paragrafo si raccomanda di realizzare un'intensa attività di prevenzione tecnica, organizzativa e procedurale in grado di mantenere le concentrazioni ambientali degli anestetici quanto più basse possibili (es. privilegiare la ventilazione a circuito chiuso, evitare quando possibile l'erogazione degli anestetici con maschera facciale).

Le verifiche condotte in sala operatoria hanno l'obiettivo di monitorare le condizioni di inquinamento da anestetici (e/o eventuali ulteriori sostanze inquinanti presenti nell'ambiente) controllando l'adeguatezza delle misure di prevenzione tecnica, organizzativa e procedurale messe in atto. Le verifiche vanno eseguite attraverso:

- il controllo dell'efficienza degli impianti di distribuzione dei gas, il controllo delle prese e il controllo dell'impianto di evacuazione dei gas anestetici;
- il controllo della tenuta del gruppo anestesiologico mediante la rilevazione della presenza di perdite di agenti anestetici dai circuiti ad alta e bassa pressione (apparecchio, tubi, pallone, ecc.);
- il controllo dell'inquinamento dell'aria ambiente, e quindi del rischio di esposizione ad agenti anestetici,

mediante monitoraggio ambientale (la determinazione della concentrazione degli agenti anestetici in aria come valori mediati nel tempo e valori di punta);
- il monitoraggio biologico nel caso in cui si evidenzino esposizioni e/o potenziali esposizioni correlate a particolari manovre anestesiologiche, a carenze tecnologico-impiantistiche temporanee, accidentali o non previste, nonché in relazione al rilievo di elevate concentrazioni ambientali degli stessi anestetici.

Il monitoraggio ambientale viene eseguito determinando la concentrazione degli agenti anestetici espressa, nel caso del Protossido di Azoto, come T.L.V. TWA, per un periodo di tempo rappresentativo dell'attività svolta in sala e come T.L.V. C per gli anestetici alogenati.

Monitoraggio ambientale

Al fine di accertare i livelli di contaminazione ambientale da gas anestetici nelle sale operatorie, causate dalle emissioni dirette e dal progressivo degrado delle tenute pneumatiche delle attrezzature, ovvero di verificare la efficacia degli interventi di manutenzione e bonifica, è necessario effettuare, in ciascuna area chirurgica il rilevamento periodico delle concentrazioni di gas anestetici aerodispersi.

La strumentazione usata allo scopo dovrà essere tale da consentire:

a) L'immediata rilevazione di situazioni ambientali non accettabili;
b) La più agevole ricerca delle sorgenti di inquinamento;
c) L'ottimizzazione degli interventi di manutenzione sulle attrezzature anestesiologiche e sui dispositivi di evacuazione dell'espirato e dell'accesso di gas anestetico;
d) La documentazione dei livelli di esposizione degli operatori nei reparti chirurgici;

e) La definizione dei cicli di usura e degrado dei componenti più critici delle attrezzature, ai fini della predisposizione dei programmi di manutenzione preventiva.

Le strategie di campionamento dovranno mirare il più possibile alla valutazione dell'esposizione di tutti i lavoratori, a tale scopo si dovranno adottare metodologie di seguito descritte.

Per la valutazione dell'esposizione del singolo operatore, il prelievo deve essere effettuato in corrispondenza della "zona respiratoria" del soggetto esposto (anestesista, strumentista, chirurgo, infermiere) e deve durare per un periodo di tempo che preferibilmente comprenda l'intera seduta chirurgica o che comunque sia rappresentativo della reale esposizione.

Per la valutazione dell'inquinamento del blocco operatorio, è opportuno effettuare campionamenti in:

a) sala operatoria (zona anestesia, zona operatoria, zona periferica della sala);
b) locali adiacenti e direttamente comunicanti (preparazione paziente, sterilizzazione, sala risveglio, etc.);
c) locali non direttamente comunicanti (corridoi, ingresso, spogliatoio, etc.).

Per l'identificazione delle specifiche fonti di inquinamento si dovranno eseguire misure (con campionamenti di breve durata o con rivelazioni istantanee) in prossimità delle apparecchiature di anestesia lungo l'intero circuito respiratorio, in corrispondenza dei vari raccordi, guarnizioni, valvole, erogatori, condotti, etc.

I campionamenti e le analisi non debbono essere fine a se stessi, cioè finalizzati solo al rispetto della normativa, bensì debbono essere supportati da adeguate misure e protocolli di comportamento che riguardano sia l'aspetto tecnologico di manutenzione di impianti e strutture sia la condotta degli operatori durante l'attuazione delle diverse pratiche anestesiologiche secondo quanto raccomandato dalla Circolare del Ministero della Sanità n° 5 del 14/3/89.

Monitoraggio biologico degli operatori esposti

Per quanto riguarda il monitoraggio biologico la Circolare del Ministero della Sanità 5/89 [101] indica valori biologici di riferimento per anestetici alogenati di vecchia generazione (alotano, isofluorano) e per il protossido di azoto determinando le concentrazioni dei principi attivi o dei loro metaboliti nelle urine, sangue ed espirato del personale esposto. Allo stato attuale, in considerazione dell'utilizzo di agenti anestetici di "nuova generazione" e in assenza di metodi e di limiti di riferimento ufficiali, può risultare opportuno fare riferimento, a scopo cautelativo, a valori limite di esposizione biologica riportati da organismi internazionali competenti in materia quando disponibili (*Biological Exposure Indexes* – BEI)

Il monitoraggio biologico rappresenta, insieme con quello ambientale e alla sorveglianza sanitaria, uno dei momenti d'intervento per prevenire l'insorgenza di malattie correlabili con l'esposizione a gas anestetici in ambiente ospedaliero.

Mentre il monitoraggio ambientale determina la dose esterna di tali inquinanti ovvero la quantità di sostanza presente nell'ambiente di lavoro in un dato momento, il monitoraggio biologico, mediante gli indicatori d'esposizione, consente di valutare la dose interna ovvero la quantità di sostanza che è stata assorbita da lavoratore nell'espletamento della sua mansione, nell'arco del turno di lavoro, attraverso le vie di penetrazione. Questa è anche espressione di fattori diversi dell'entità d'esposizione quali sesso, età, abitudini, microclima etc.

La suddetta circolare ministeriale del 1989 suggerisce i valori di riferimento da considerare per il monitoraggio biologico dei gas anestetici negli addetti alle sale operatorie ed in particolare per l'isofluorano il valore suggerito è di 3.4 μg/I d'urina.

Il dosaggio dell'alotano urinario è stato recentemente proposto come indice d'esposizione in alternativa al dosaggio dell'acido trifluoroacetico ematico o dell'alotano tal quale nell'aria alveolare. Dal momento che la raccolta delle urine è più semplice in letteratura è descritta la ricerca dell'alotano urinario utilizzando il valore limite equivalente proposto di 6.9 μg/l.

Nella stessa Circolare tra i valori di riferimento da considerare per il monitoraggio biologico dei gas anestetici negli addetti alle sale operatorie per il protossido d'azoto i valori suggeriti sono di 27 μg/l e di 55 μg/I corrispondenti rispettivamente alle concentrazioni ambientali di 50 e 100 ppm.

Il metodo ancora suggerito dalla bibliografia per la determinazione dei gas alogenati nelle urine è la gascromatografia.

Particolare attenzione deve essere portata per le lavoratrici in gravidanza; in tal senso si rimanda a quanto previsto dal Decreto legislativo n. 151/2001 *Testo unico delle disposizioni legislative in materia di tutela e sostegno della maternità e della paternità a norma dell'art. 15 della Legge 8 Marzo 2000 n. 53, modificato dalla legge 04/04/2012 n. 35.*

Raccomandazioni per gli anestesisti

Il comportamento dell'anestesista nella scelta e nella condotta dell'anestesia può anch'esso condizionare la presenza di dispersione dei gas anestetici nella sala operatoria.

In generale sarebbe opportuno favorire un elevato *turnover* di personale medico e paramedico nelle sale operatorie o durante le sedute operatorie a maggior rischio di inquinamento ambientale (ORL, chirurgia pediatrica, ecc.). In particolare è consigliabile distribuire le sedute operatorie pediatriche nelle varie sedute settimanali senza sovraccaricare; ulteriori raccomandazioni sono esposte nella summenzionata Circolare del Ministero della Sanità n. 5 del 14/3/89.

2.6 I chemioterapici antiblastici

I chemioterapici antiblastici nella fase di preparazione, somministrazione e successiva cura del paziente; alcuni chemioterapici rientrano nel gruppo 1 della IARC (cancerogeni per l'uomo). Questo gruppo di farmaci riunisce sostanze diverse per struttura e reattività; possiamo raggrupparle a grandi linee come: agenti alchilanti (ciclofosfamide, ifosfamide, cis-platino, carboplatino), antimetaboliti (5-Fluorouracile, Gemcitabina, Metotrexato), alcaloidi vegetali (Taxolo, Vincristina, vindesina), antibiotici antitumorali (Epirubicina, Doxorubicina, Bleomicina).

La Classificazione IARC colloca i Chemioterapici Antiblastici in due gruppi:

Gruppo 1: cancerogeni per l'uomo

* 1,4 - BUTANEDIOLO DIMETANSULFONATO (MYLERAN)
* CICLOFOSFAMIDE
* CLORAMBUCIL
* 1 (2-CLOROETIL)-3(4-METILCICLOESIL)-1-NITROSOUREA (METIL-CCNU)
* MELPHALAN
* MOPP
* N, N - BIS - (2-CLOROETIL) - 2 - NAFTILAMINA (CLORNAFAZINA)
* TRIS (1-AZIRIDINIL) FOSFINOSOLFURO (TIOTEPA)

Gruppo 2: sospetti cancerogeni:

2A: probabilmente cancerogeni
* ADRIAMICINA
* ARACTIDINA
* BIS (CLOROETIL) NITROSOUREA (BCNU)
* CIPLATINO
* 1 - (2-CLOROETIL) - 3 - CICLOESIL - 1 - NITROSOUREA (CCNU)
* MOSTARDA AZOTATA
* PROCARRBAZINA
2B: possibilmente cancerogeni
* BLEOMICINA
* DACARBAZINA
* DAUNOMICINA
* MITOMICINA C

I chemioterapici antiblastici (CA) esplicano la loro funzione inibendo la crescita delle cellule tumorali, causando alterazioni nel loro DNA o interferendo durante la fase di divisione cellulare. Tali sostanze non agiscono selettivamente sulle cellule tumorali ma su tutte le cellule in divisione e, pertanto, un certo grado di mutagenicità, cancerogenicità e/o teratogenicità è tipico di questa classe di farmaci (Fig. 2.1).

Se utilizzati in assenza di procedure comportamentali di prevenzione, possono avere *effetti gravi* sull'organismo come ad esempio, *azione irritante, vescicante o allergizzante sulle mucose e sull'epidermide*, effetti sistemici a carico dell'apparato uditivo, fegato, pancreas, reni e sistema nervoso periferico e, in qualche caso, *vere e proprie azioni mutagene e cancerogene.*

La prevenzione individuale e collettiva si realizza principalmente tramite la centralizzazione organizzativa e strutturale che consiste nel concentrare in un'unica ed adeguata zona dell'ambiente di lavoro tutte le attività che coinvolgono i CA, dalla preparazione al trattamento e allo smaltimento. Fondamentale è inoltre l'uso di idonei sistemi di aspirazione, di cappe a flusso laminare verticale, dei dispositivi di protezione individuale (guanti, mascherine, camici e occhiali) e

EFFETTI POTENZIALI DELL'ESPOSIZIONE RISCONTRATI SU OPERATORI SANITARI

Evidenza di esposizione a sostanze genotossiche

- Positività ai test di mutagenesi urinaria: con il test di Ames si è riscontrata una aumentata escrezione di mutageni nell'urina di soggetti professionalmente esposti durante la settimana lavorativa e una significativa diminuzione durante il turno di riposo. Si è inoltre osservata la negatività degli stessi test in esposti in condizioni controllate.
- **Formazione di addotti con il DNA** in vivo, sia su animali sia in pazienti trattati.

Effetti genotossici

- **Aumentata frequenza di aberrazioni cromosomiche** nei linfociti: parametro indicativo per un aumentato rischio di tumori a livello di gruppo ma non individualmente.
- **Aumentata frequenza di micronuclei nei linfociti** (*indicatori indiretti di aberrazioni cromosomiche*).
- **Aumento degli scambi tra cromatidi fratelli** *nei linfociti*.

Effetti sulla gravidanza (1° Trimestre)

- Eccesso **di abortività spontanea**.
- Eccesso **di gravidanza ectopiche**.
- Eccesso **di malformazioni congenite**.

Gli studi disponibili suggeriscono una associazione causale tra esposizione professionale a chemioterapia antiblastici nel primo trimestre di gravidanza e aumentata abortività.

Effetti sull'organismo a lungo termine

Probabile leucemia

Figura 2.1

di corrette procedure operative.

La valutazione dell'esposizione, la definizione di *misure preventive e protettive*, la redazione di protocolli e di *procedure* specifiche, la formazione del personale addetto, l'utilizzo di idonei dispositivi di protezione individuale, la predisposizione di accorgimenti tecnico organizzativi e progettuali diventano elementi indispensabili per l'uso in sicurezza di questa particolarissima categoria di farmaci.

Classificazione dei cancerogeni e mutageni

Esistono diverse classificazioni delle sostanze cancerogene e mutagene, formulate da Enti che, a livello internazionale, si occupano di identificare e classificare i rischi di cancerogenicità. Di seguito si riportano i principali:

- Commissione dell'Unione Europea UE)
- International Agency for Research on Cancer (IARC), che pubblica le *Monographs on the Evaluation of Carcinogenic Risks to Humans*
- US National Toxicology Program (NTP), che pubblica con cadenza biennale il *Report on Carcinogens*
- American Conference of Governmental Industrial Hygienists (ACGIH) che pubblica in particolare i limiti di soglia (TLV= threshold limit value) per le sostanze tossiche tra cui anche i cancerogeni
- US Environmental Protection Agency (EPA), che sviluppa valutazioni del rischio cancerogeno e mutageno a livello nazionale
- Commissione Consultiva Tossicologica Nazionale (CCTN), che individua periodicamente delle sostanze che, pur non classificate come cancerogene e/o mutagene dall'Unione Europea, rispondono a tali criteri classificativi e fornisce, a richiesta, consulenza ai Ministeri del Lavoro e della Salute, in tema di classificazione di agenti chimici pericolosi.

Valutazione del rischio

La valutazione del rischio di esposizione ad agenti cancerogeni e/o mutageni spetta al *datore di lavoro* che deve *prima* applicare in ordine gerarchico e per quanto tecnicamente possibile, le seguenti misure (articolo 235 del D.Lgs. 81/2008):

- *eliminare* o *sostituire* l'agente cancerogeno o mutageno
- utilizzare *un sistema chiuso*
- ridurre il livello di esposizione dei lavoratori al *più basso valore tecnicamente possibile* e comunque non superiore al valore limite di esposizione (allegato XLIII del D.Lgs. 81/2008).

Tale valutazione si effettua prima dell'inizio dell'attività lavorativa, in occasione di modifiche significative nel ciclo produttivo e comunque ogni 3 anni. Occorre considerare e stimare:

- *le caratteristiche delle lavorazioni*, loro durata e frequenza
- i *quantitativi* di agenti cancerogeni/mutageni prodotti o utilizzati e la loro concentrazione
- le diverse e possibili *vie di assorbimento*, compresa quella cutanea.

Per gli agenti cancerogeni e mutageni la valutazione del rischio *deve* essere molto attenta ed approfondita e i risultati della valutazione del rischio devono essere riportati nel Documento di Valutazione dei Rischi (DVR). Nel DVR devono essere riportate almeno le seguenti informazioni:

- elenco delle attività lavorative che comportano la presenza di sostanze o preparati cancerogeni o mutageni con l'indicazione dei motivi per i quali sono impiegati
- quantitativi di sostanze ovvero preparati cancerogeni o mutageni prodotti, utilizzati, o presenti come impurità o sottoprodotti
- numero dei lavoratori esposti ovvero potenzialmente esposti
- stima dell'esposizione dei suddetti lavoratori
- misure preventive e protettive applicate e tipo di dispositivi di protezione individuale utilizzati

- indagini svolte mirate alla possibile sostituzione degli agenti cancerogeni con indicazione delle sostanze e preparati eventualmente utilizzati come sostituti.

Monitoraggio ambientale

Le vie di esposizione ai farmaci chemioterapici antiblastici (CA) sono attraverso: l'ingestione, l'inalazione e la penetrazione cutanea.

Il monitoraggio ambientale è una stima oggettiva attraverso la quale si valutano: la concentrazione delle sostanze aerodisperse, l'esposizione per via inalatoria e/o per contatto ed il confronto con i TLV (valori limite di soglia) quando disponibili.

Le misure ambientali, ottenute attraverso metodiche di prelievo e analisi validate , consentono di acquisire informazioni sulla qualità e quantità delle sostanze aerodisperse, l'individuazione fonti di rischio, la definizione gruppi omogenei, la valutazione dell'efficacia degli interventi di bonifica ed indirizzano la sorveglianza sanitaria; gli svantaggi di tale metodica sono i costi di realizzazione e la mancanza di TLV ufficiali.

Le misure ambientali vengono solitamente eseguite mediante Wipe Test, Pads e monitoraggio dell'aria.

Wipe Test

Servono a misurare la contaminazione di superficie di oggetti presenti nei locali.In base ai dati ottenuti è possibile identificare eventuali sorgenti di contaminazione da CA, nonché ipotizzare i possibili meccanismi di diffusione.

Sono composti dalla sovrapposizione di quattro garze, di un apposito tessuto assorbente, umidificate con idoneo solvente, le dimensioni sono pari a 10x10 cm e l'area della superficie esaminata è 1 dm^2 che vengono strofinate sulle superfici di lavoro. Le superfici esaminate possono essere:

il piano di lavoro ed il vetro di protezione della cappa, i vassoi, i carrelli, le maniglie, i pavimenti, ecc. (31) Tali misurazioni vengono effettuate sia prima di cominciare la preparazione dei CA che dopo, per validare il sistema di pulizia e verificare eventuali contaminazioni delle superfici di lavoro.

Pads

Servono a misurare l'assorbimento per via cutanea, il pad è costituito da quattro garze di tessuto sovrapposto, sostenute da un foglio in carta da filtro di 10×10 cm, viene posizionato in alcune zone corporee, sotto gli indumenti, dell'operatore addetto alla preparazione e/o somministrazione di chemioterapici antiblastici. I pads vengono applicati a livello del torace, della schiena, degli avambracci dx e sx e della gamba dx e sx. Servono per verificare se durante la preparazione o la somministrazione si verificano dispersioni.

Coprono una piccola parte (3-8%) dell'area di cute da campionare e hanno dimensioni medie di 1 dm^2; in genere sono sostenuti da supporti quadrati (in plastica, fibra di vetro o alluminio, con foro circolare di diametro di circa 7.5cm = superficie esposta) per evitare il contatto diretto con la cute e il sudore.

Generalmente vengono utilizzati pads in cellulosa (per la stima dell'esposizione a tossici liquidi) e in garza chirurgica(per polveri secche e materiali granulari o quando è necessaria una notevole forza meccanica). Questi ultimi trattengono fino al 90% della polvere applicata, anche se vengono capovolti o sottoposti a scuotimento. In alcuni casi, i pads vengono impregnati di liquidi densi (in genere solventi)per aumentarne la capacità ritentiva. Per quanto riguardala localizzazione dei pads, si possono individuare 4 linee operative:

- misura dell'esposizione dermica "potenziale" (quantità di xenobiotico che si deposita su tutte le aree corporee del soggetto, e che potrebbe attraversare gli indumenti protettivi e depositarsi sulla cute sottostante) → pads al di sopra degli indumenti;
- misura della dose dermica (quantità dello xenobioticoche effettivamente si deposita sulla cute e quindi è realmente assorbibile) → pads a contatto con la pelle al di sotto degli indumenti;
- misura della dose cutanea e dell'esposizione dermica "potenziale" → pads sia a contatto con la pelle sia al disopra degli indumenti;
- misura del grado di protezione assicurato dagli indumenti (Chemicals Protecting Clothing, CPC) → 1 strato di pads a contatto con la pelle e 2 strati rispettivamente sopra e sotto gli indumenti.

Suddetta misura di monitoraggio ambientale si applica a tutte le attività nelle quali i lavoratori, e/o i soggetti ad essi equiparati,sono o possono essere esposti: sia quelle abituali (es. produzione,ricerca e sviluppo, commercio), sia quelle ausiliarie (es. pulizia, manutenzione, gestione delle emergenze).

Per lavoratori si intendono tutte le persona che, indipendentemente dalla tipologia contrattuale, svolgono un'attività lavorativa nell'ambito dell'organizzazione di un datore di lavoro pubblico o privato, con o senza retribuzione, anche al solo fine di apprendere un mestiere, un'arte o una professione, il socio lavoratore di cooperativa o di società, il soggetto beneficiario delle iniziative di tirocini formativi, l'allievo degli istituti di istruzione ed universitari e il partecipante ai corsi di formazione professionale nei quali si faccia uso di laboratori, ecc. (art. 2 comma 1 lettera a del D.Lgs. 81/08 s.m.i.).

Inoltre, per quanto riguarda il monitoraggio dei CA è possibile eseguirlo anche sull'aria, attraverso varie modalità di campionamento, per ricavare informazioni sui livelli di CA aerodispersi negli ambienti di lavoro e quindi identificare le potenziali vie d'esposizione dei attraverso il campionamento in zona respiratoria, verificare l'efficacia dei sistemi di prevenzione, sia di tipo collettivo (cappa a flusso laminare) sia individuale (facciale filtrante, camice, guanti).

Monitoraggio biologico

Il monitoraggio biologico dei farmaci chemioterapici antiblastici aerodispersi non fornisce utili indicazioni sull'esposizione degli addetti. Le Linee Guida Italiane per la manipolazione in sicurezza dei CA (G.U. del 7/10/1999) prevedono la determinazione di alcuni farmaci considerati traccianti dell'esposizione a tutti i CA utilizzati. Fra questi, quello a cui si fa più frequentemente ricorso, sia per la pericolosità della sostanza che per il rilevante utilizzo clinico, è il dosaggio della ciclofosfamide (CF) urinaria che rappresenta un buon indicatore di esposizione in quanto consente di tenere conto delle dosi cumulative assorbite dall'operatore attraverso le diverse vie e di valutare l'efficacia dei sistemi di protezione individuale e la correttezza delle procedure di lavoro seguite.

Da uno studio condotto in vari siti di preparazione e somministrazione (12) si è rilevato che, a fronte di diversi quantitativi di farmaci manipolati (da 140 a 8000 mg) e di differenziati livelli di contaminazione di superfici (wipe test: < 0.1 – 2001.68 ng/cm^2) e indumenti (pads: < 0.1 – 94.28 ng/cm^2), sono stati riscontrati nella quasi totalità dei lavoratori esaminati (con una sola eccezione) livelli di CF urinaria inferiori al limite di rilevabilità della metodica utilizzata (1 μg/l).

Il solo caso nel quale è stato trovato un valore indice di un qualche assorbimento del farmaco (2.29 $\mu g/l$) era relativo ad un somministratore per il quale era stata evidenziata una contaminazione significativa della flebo manipolata e che non usava idonei dispositivi di protezione individuale ed indossava una divisa spezzata a maniche corte (26).

Pertanto, la pratica del monitoraggio biologico dell'esposizione ad antiblastici non dovrebbe essere incoraggiata, destinando le risorse risparmiate a più congrue iniziative, per favorire l'adozione di corrette procedure di preparazione dei farmaci antiblastici.

Il Registro degli esposti

Il Decreto Legislativo 81/2008 all'Art 243 prevede l'obbligo del Registro di esposizione e cartelle sanitarie:

1. I lavoratori di cui all'articolo 242 sono iscritti in un registro nel quale è riportata, per ciascuno di essi, l'attività svolta, l'agente cancerogeno o mutageno utilizzato e, ove noto, il valore dell'esposizione a tale agente. Detto registro è istituito ed aggiornato dal datore di lavoro che ne cura la tenuta per il tramite del medico competente. Il responsabile del servizio di prevenzione ed i rappresentanti per la sicurezza hanno accesso a detto registro.

2. Il medico competente, per ciascuno dei lavoratori di cui all'articolo 242, provvede ad istituire e aggiornare una cartella sanitaria e di rischio secondo quanto previsto dall'articolo 25, comma 1, lettera *c*).

3. Il datore di lavoro comunica ai lavoratori interessati, su richiesta, le relative annotazioni individuali contenute nel registro di cui al comma 1 e, tramite il medico competente, i dati della cartella sanitaria e di rischio.

4. In caso di cessazione del rapporto di lavoro, il datore di lavoro invia all'ISPESL, per il tramite del medico competente, la cartella sanitaria e di rischio del lavoratore interessato unitamente alle annotazioni individuali contenute nel registro e, secondo le previsioni dell'articolo 25 del presente decreto, ne consegna copia al lavoratore stesso.

5. In caso di cessazione di attività dell'azienda, il datore di lavoro consegna il registro di cui al comma 1 e le cartelle sanitarie e di rischio all'ISPESL.

6. Le annotazioni individuali contenute nel registro di cui al comma 1 e le cartelle sanitarie e di rischio sono conservate dal datore di lavoro almeno fino a risoluzione del rapporto di lavoro e dall'ISPESL fino a quarant'anni dalla cessazione di ogni attività che espone ad agenti cancerogeni o mutageni.

2.7 Disinfettanti e sterilizzanti chimici

I disinfettanti e sterilizzanti chimici vengono utilizzati in grande varietà nei reparti di degenza come negli ambulatori e negli ambienti più vari e spesso l'uso routinario che se ne fa porta ad una riduzione della percezione del rischio.

Si definisce *antisettico* un composto chimico capace di prevenire o arrestare la crescita o l'azione dei microrganismi attraverso l'inibizione o distruzione degli stessi. Gli antisettici sono preparazioni idonee all'applicazione su tessuti viventi ed, in quanto tali, devono possedere, oltre che attività microbicida, anche proprietà di istocompatibilità ed assenza di citossicità nei confronti dei tessuti sui quali vengono applicati.

Si definisce invece *disinfettante* un composto chimico in grado di eliminare, dopo il trattamento, i microrganismi presenti su materiale inerte con la sola eccezione di alcune spore batteriche. Il disinfettante "ideale" deve pertanto possedere funzione *biocida* ad ampio spettro, cioè la capacità di aggredire ed uccidere i germi contro i quali viene impiegato.

L'azione biocida può essere influenzata da numerosi fattori:

- il substrato da cui si desidera eliminare il microrganismo;
- la natura e le caratteristiche del microrganismo;
- la capacità del microrganismo di interagire con la sostanza antisettica o disinfettante, sia nel senso di subirne gli effetti, sia nel senso di inattivare o degradare la sostanza stessa;
- l'elevata carica microbica che antagonizza l'azione del disinfettante e che richiede un'adeguata pulizia pre-disinfezione;
- la concentrazione, che se non rispettata può provocare fenomeni di resistenza;
- la temperatura, che se non corretta può interferire con l'efficacia del disinfettante;
- il pH;
- i coloranti aggiuntivi;
- la durata dell'esposizione che, tanto maggiore è, tanto superiore risulterà l'attività del disinfettante, fino al raggiungimento del tempo massimo ottimale; superato questo si può rischiare l'evaporazione del solvente e/o del principio attivo, che porta all'inattivazione del disinfettante;
- le forme del materiale da trattare;
- l'eventuale presenza del biofilm;
- la presenza di materiale organico (sangue, pus, siero, materiale fecale);
- l'utilizzo di acque dure per la diluizione del disinfettante;

- la qualità del prodotto commerciale.

Requisiti dei disinfettanti ed antisettici
Secondo una valutazione ideale l'antisettico o il disinfettante ottimale dovrebbe rispondere a tutta una serie di requisiti che possono essere suddivisi in requisiti essenziali e requisiti aggiuntivi (vedi Tab. 2.1).

Requisiti essenziali	Requisiti aggiuntivi
attività biocida	buona stabilità chimica
ampio spettro d'azione	non induzione di resistenze
rapida azione e lunga persistenza dell'attività	assenza di effetti irritanti o sensibilizzanti (antisettici)
atossicità per l'uomo alle concentrazioni d'uso	assenza di effetti ostacolanti il processo di cicatrizzazione (antisettici)
innocuità sui materiali da trattare	
facilità di applicazione	
qualità e sicurezza	
economicità di gestione	

Tabella 2.1

Particolare attenzione deve essere posta allo scarico dei disinfettanti nelle vie reflue dell'ospedale, poiché una eccessiva quantità degli stessi, che confluisca nel'impianto di depurazione ospedaliero, potrebbe interferire con l'efficacia dei fanghi attivi normalmente presenti nel depuratore stesso.

Sebbene tale pericolo possa ritenersi remoto in relazione alla diluizione nel torrente fognario, si suggerisce di:
- controllare la scheda tecnica del disinfettante riguardo allo smaltimento
- evitare lo scarico dei disinfettanti in fogna, rivolgendosi a Ditta autorizzata per lo smaltimento

- effettuare controlli periodici sui reflui per la verifica della loro concentrazione in fogna

2.8 Composti chimici usati nei laboratori

L'attività in laboratorio, a causa dell'utilizzo di numerose sostanze e di diverse tecniche analitiche presenta aspetti estremamente variabili.

Gli operatori possono venire in contatto con prodotti chimici di diversa pericolosità (basi, acidi, solventi organici, sali, composti noti ed incogniti).

In relazione al largo uso che se ne fa negli ambienti sopra descritti la gluteraldeide merita una menzione particolare.

La gluteraldeide viene in genere impiegata in ambiente ospedaliero in soluzione al 2% in aggiunta a tamponi e tensioattivi. Ha un odore molto pungente, infatti la soglia olfattiva è 0.04 ppm e la irritazione al naso e alle vie respiratorie può iniziare già a concentrazioni ambientali di poco superiori alla soglia olfattiva, è quindi evidente che ove si senta l'odore pungente della glutaraldeide, si dispone di un indice sicuro per ritenere inadeguata la ventilazione.

È una sostanza dall'aspetto liquido, incolore, di consistenza oleosa, con punto di ebollizione 101–189 °C, punto di fusione –21 °C, completamente miscibile in acqua e solubile in alcol, è una dialdeide alifatica a carattere leggermente

acido che, attivata con l'aggiunta di un alcalinizzante presenta una elevata reattività biologica con rapido potere sterilizzante nei confronti di batteri, spore, funghi, virus (11). Può penetrare per ingestione, inalazione, contatto.

Il prodotto deve essere considerato di elevata tossicità sistemica, particolarmente per via orale, sia in caso di sovraesposizione acuta sia per quanto riguarda gli effetti a lungo termine. Gli organi bersaglio sono il sistema nervoso centrale e il fegato. Ha un elevato potere irritante per gli occhi, vie respiratorie e pelle. È stato dimostrato un potere teratogeno in esperimenti su animali ad alte dosi. Nessuna evidenza è stata dimostrata di azione cancerogena. Nell'uomo può provocare intossicazione acuta per ingestione con grave irritazione delle vie digerenti, erosione della mucosa gastrointestinale, vomito, diarrea sanguinolenta; sono possibili edemi laringei e faringei, alterazione della funzionalità epatica. Per inalazione provoca grave irritazione delle vie respiratorie, tosse, dispnea, emorragie edemi a laringe e faringe, per elevate concentrazioni edema polmonare, possibile soffocamento e collasso (12).

A carico del sistema nervoso centrale i sintomi sono: cefalea, depressione generale, torpore, vertigini, sonnolenza, narcosi, perdita della memoria, possibili difficoltà respiratorie.

Per contatto la glutaraldeide determina una azione localizzata distruttiva dei tessuti con ustioni e ulcerazioni dei tessuti cutanei e delle mucose. Il prodotto viene considerato come dotato di elevato potere sensibilizzante per inalazione e per contatto con la pelle, si imputano infatti alla glutaraldeide manifestazioni allergiche ed asmatiche, di cui non si conosce esattamente il meccanismo patogenetico non essendosi potuta dimostrare finora alcuna risposta IgE specifica. Da osservazioni su soggetti esposti professionalmente sono stati evidenziati effetti sensibilizzanti a carico della cute (rash, orticaria, dermatiti eczematose, e dell'apparato respiratorio (cefalea, raffreddore cronico, rinite asma).

Per quanto riguarda la tossicità cronica non vi sono delle informazioni specifiche. Viene ipotizzata una tossicità cronica di media entità. È possibile una alterazione della funzionalità epatica.

Per quanto riguarda gli effetti sulla riproduzione non abbiamo evidenze di origine epidemiologica.

Misure preventive

Sono possibili dermatiti da contatto, ed è perciò opportuno l'uso dei guanti ogni qualvolta si utilizzi il prodotto. È irritante per gli occhi e in caso di contatto accidentale bisogna lavare la parte interessata con la massima accuratezza.

Si consiglia pertanto l'uso degli occhiali. I vapori di aldeide glutarica presentano inoltre un'azione irritante per le mucose dell'apparato respiratorio; si consiglia pertanto, durante l'uso, l'impiego della mascherina.

Poiché la gluteraldeide è frequentemente usata nella diluizione al 2% per disinfezione degli endoscopi flessibili, anche se il suo uso è residuale, si suggerisce la progressiva sostituzione con acido peracetico nella disinfezione degli stessi. Si noti bene però che quest'ultimo ha una azione disincrostante e pertanto potrebbe mettere il risalto eventuali piccoli difetti degli endoscopi; la sostituzione deve quindi essere preceduta da una verifica preventiva dello strumentario.

2.9 Corretto utilizzo di antisettici e disinfettanti

Nella pratica quotidiana è importante non eseguire la disinfezione chimica:

- quando è richiesta la sterilizzazione (ad esempio nel reprocessing dei dispositivi critici);
- se la disinfezione può essere effettuata con trattamento termico;
- qualora sia sufficiente solo la detersione.

È comunque importante eseguire la disinfezione chimica, qualora richiesta:

- per cute integra/lesa e mucose (ad esempio con soluzioni di cloroderivati, clorexidina, iodofori);

- per oggetti contaminati dopo la detersione (con l'uso, ad esempio, di polifenoli, cloroderivati, glutaraldeide);
- per la disinfezione di superfici (ad esempio con ipocloriti).

L'antisepsi e la disinfezione devono essere precedute da una accurata pulizia che elimini il materiale organico, diminuisca la carica microbica e favorisca la penetrazione del principio attivo; infatti allontanando lo sporco ed il materiale organico viene favorito il contatto tra l'agente biocida e i microrganismi rimasti. Va comunque precisato che il D.M. del 28 settembre 1990 prevede che i materiali riutilizzabili venuti a contatto con liquidi potenzialmente infetti, prima della pulizia, devono essere decontaminati mediante immersione in una soluzione disinfettante di riconosciuta efficacia sul virus dell'AIDS. Si riportano di seguito alcune note pratiche al fine di agevolare il corretto utilizzo di antisettici e disinfettanti:

- l'acqua è una delle più comuni cause di contaminazione degli antisettici/disinfettanti.
- Una concentrazione maggiore di disinfettante non ne aumenta l'efficacia;
- tutti gli antisettici/disinfettanti usati in modo improprio possono determinare effetti indesiderati (tossicità acuta e/o cronica su paziente e operatore, danni ai materiali);
- ogni volta che si apre una confezione contenente antisettico/disinfettante ricordarsi di scrivere sempre la data di apertura, in quanto generalmente quest'ultimo si mantiene efficace per un tempo limitato. Se si presuppone il rischio di contaminazione la soluzione va sostituita con frequenza;
- non rabboccare mai le soluzioni antisettiche/disinfettanti;

- non lasciare i contenitori dei disinfettanti aperti e, ogni volta che si aprono non contaminare la parte interna del tappo (poggiare il tappo sempre rovesciato);
- evitare l'impiego di tappi di sughero, garza, gomma o altri materiali potenziali veicoli di contaminazioni;
- privilegiare l'impiego di contenitori monouso e di ridotta capacità. Conservare ben chiusi, al riparo della luce, lontano da fonti di calore ed in un apposito armadietto;
- il prodotto deve essere sempre mantenuto nel contenitore originale a meno che non si renda necessaria la diluizione che andrà fatta seguendo le modalità concordate e utilizzando solventi non inquinati;
- per evitare contaminazioni del prodotto evitare di portare a contatto l'imboccatura del contenitore con mani, garze, cotone, ferite, ciotole o altro;
- le soluzioni antisettiche, destinate ad essere usate su mucose, ferite o in cavità corporee, devono essere preparate usando soluzione fisiologica sterile o acqua bidistillata sterile e contenitori sterili;
- non conservare mai i batuffoli già imbevuti di antisettico in quanto le fibre di cotone, assorbendo il principio attivo, riducono il potere antimicrobico dell'antisettico.

2.10 Normativa

Principali riferimenti normativi europei sicurezza e salute sul lavoro

Direttiva 2009/104/CE del Parlamento europeo e del Consiglio 16/09/2009, relativa ai requisiti minimi di sicurezza e di salute per l'uso delle attrezzature di lavoro da parte dei lavoratori durante il lavoro (seconda direttiva particolare ai sensi dell'articolo 16, paragrafo 1, della direttiva 89/391/CEE)

Comunicazione della Commissione (2000) 466 del 5/10/2000 sulle linee direttrici per la valutazione degli agenti chimici, fisici e biologici, nonché dei processi industriali ritenuti pericolosi per la sicurezza o la salute delle lavoratrici gestanti, puerpere o in periodo di allattamento (direttiva 92/85/CEE del Consiglio)

Direttiva 1999/92/CE del Parlamento europeo e del Consiglio 16/12/1999 relativa alle prescrizioni minime per il miglioramento della tutela della sicurezza e della salute dei lavoratori che possono essere esposti al rischio di atmosfere esplosive (quindicesima direttiva particolare ai sensi dell'articolo 16, paragrafo 1, della direttiva 89/391/CEE)

Direttiva 98/24/CE del Consiglio 7/04/1998 sulla protezione della salute e della sicurezza dei lavoratori contro i rischi derivanti da agenti chimici durante il lavoro (quattordicesima direttiva particolare ai sensi dell'articolo 16, paragrafo 1, della direttiva 89/391/CEE)

Principali riferimenti normativi italiani

Decreto Legislativo 14 settembre 2009, n. 133

Disciplina sanzionatoria per la violazione delle disposizioni del regolamento (CE) n. 1907/2006 che stabilisce i principi ed i requisiti per la registrazione, la valutazione, l'autorizzazione e la restrizione delle sostanze chimiche Decreto Legislativo 28 luglio 2008, n. 145

Attuazione della direttiva 2006/121/CE, che modifica la direttiva 67/548/CEE concernente il ravvicinamento delle disposizioni legislative, regolamentari ed amministrative in materia di classificazione, imballaggio ed etichettatura delle sostanze pericolose, per adattarle al regolamento (CE) n. 1907/2006 concernente la registrazione, la valutazione, l'autorizzazione e la restrizione delle sostanze chimiche (REACH) e istituisce un'Agenzia europea per le sostanze chimiche

2.11 Bibliografia

1) Papaleo B. et al., *Esposizione ad agenti chimici pericolosi nell'area sanitaria: effetti sulla salute e contributo per la valutazione dei rischi.* Fogli d'Informazione 2005, 2: 97-122

2) Ispesl, *Linee guida sugli standard di sicurezza e di igiene del lavoro nel reparto operatorio*, dicembre 2009

3) G. Lacca, N. Mangiapane, *Patologia e prevenzione delle patologie da gas anestetici*, Istituto di Medicina del Lavoro "G. Fradà", Università di Palermo

4) Azienda Sanitaria Regione Molise, *La manipolazione in sicurezza dei farmaci antiblastici*, 2009

5) Finzi et al., *Linee guida per il corretto utilizzo degli antisettici e disinfettanti*, Anmdo, Edicom, Milano

6) R. Martinelli, C. Del Re, F. Della Betta, M. Tarquini, A. Paoletti, *La valutazione del rischio chimico nelle strutture sanitarie*, G Ital Med Lav Erg 2011; 33:3, Suppl 2 23

7) Cdc, *Occupational Health Guidelines for Chemical Hazards*, 1981

8) Ispra, Arpa Sicilia, *Linee guida per la valutazione del rischio da esposizione ad agenti chimici pericolosi e ad agenti mutageni*, 73/2011

9) Commissione consultiva permanente per la salute e sicurezza sul lavoro Comitato 9 – Sottogruppo agenti chimici anno 2012, *Criteri e strumenti per la valutazione e la gestione del rischio chimico negli ambienti di lavoro*

10) L. Proietti, B. Longo, S. Duscio, P.B. Sandonà, D. Duscio, *Monitoraggio ambientale dell'esposizione professionale ad aldeide glutarica in una azienda ospedaliera*, G. Ital. Med. Lav. Erg., 2003; 25:2, pp. 165-167

11) Ministero del Lavoro e delle Politiche Sociali, Circolare del 30 giugno 2011, avente per oggetto: *Prime indicazioni esplicative in merito alle implicazioni del Regolamento (CE) n. 1907/2006*
12) *Registration Evaluation Authorisation Restriction of Chemicals*, del Regolamento (CE) n. 1271/2008 (Classification Labelling Packaging – CLP) e del Regolamento (UE) n. 453/2010 (recante modifiche dell'allegato II del Regolamento CE 1907/2006 e concernente le disposizioni sulle schede di dati di sicurezza), nell'ambito della normativa vigente in materia di salute e sicurezza nei luoghi di lavoro (Titolo IX del D.Lgs. e s.m.i., Capo I "Protezione da Agenti Chimici" e Capo II "Protezione da Agenti Cancerogeni e Mutageni")
13) Ecetoc, *Modello per la stima di esposizione per lavoratori e consumatori*, 2010
14) Euses, *Modello per la stima dell'esposizione ambientale*, 2010
15) M.L. Gabriele, R. Polato, *Manuale della sicurezza nei laboratori di ricerca*, Università degli studi di Padova, Servizio di Prevenzione e Protezione dell'Azienda Ospedaliera, luglio 2010
16) F. D'Orsi, E. Pietrantonio, *La valutazione del rischio chimico nei laboratori di ricerca: analisi critica dei modelli di calcolo alla luce del nuovo testo unico in materia di salute e sicurezza sul lavoro*, Servizio Prevenzione e Sicurezza Ambienti di Lavoro, ASL RMC, 2010
17) European Chemicals Agency, *La valutazione della sicurezza chimica*, novembre 2009
18) European Chemicals Agency, *Guidance on information requirements and chemical safety assessment Chapter R.12: Use descriptor system*, 2009
19) Associazione per l'Unificazione nel settore dell'industria Chimica, *Valutazione dei rischi chimici*, Manuale n. 192/3, 2009
20) University of New Hampshire, *Fume Hood Program*, 2009
21) European Chemicals Agency, *Study Related to the Creation of a Globally Harmonised System for the Classification and Labelling of Hazardous Substances and Mixtures Tool for Industry*, gennaio 2009

22) F. D'Orsi, E. Pietrantonio, P. Pandolfi, *Un nuovo modello per la valutazione del rischio chimico in ambienti di lavoro secondo il D.Ls. 81/08 e successive modifiche*, Giornale degli industriali vol. 34 n. 3, luglio 2009
23) Chemical Exposure Operatine Evaluation - Ambiente Lavoro, *Metodologia per la valutazione preliminare dei rischi per la sicurezza e la salute dei lavoratori derivanti dalla presenza di agenti chimici pericolosi*, 2009
24) *Criteri e metodologie per la valutazione del rischio chimico*, G. Ital. Med. Lav. Erg. 2010; 32:4, Supp. l, pp. 107-128
25) L. Villa, A. Colombi, G. Osti, *Rischi e prevenzione nella manipolazione della gluteraldeide in ambiti sanitari*, www.ospedalesicuro.eu
26) P. Apostoli et al., *Nuovi indicatori di esposizione*, G. Ital. Med. Lav. Erg. 2004; 26:4, pp. 278-297

CAPITOLO 3

IL RISCHIO DA AGENTI FISICI IN OSPEDALE

PIETRO MANZI, FABRIZIO BANCI BUONAMICI, ANDREA BOGI

3.1 Introduzione

Tutti i settori di attività, sia pubblici che privati, e per tutte le tipologie di rischio sono disciplinati dal Decreto Legislativo n. 81/2008 meglio noto come Testo Unico sulla salute e sicurezza sul lavoro. In particolare al Titolo VIII si trovano i requisiti minimi per la protezione dei lavoratori contro i rischi per la salute e la sicurezza derivanti dall'esposizione agli agenti fisici, suddivisi nei seguenti capi:

- Capo II: rischi da esposizione al rumore durante il lavoro, in particolare per l'udito;
- Capo III: rischi derivanti da vibrazioni meccaniche;
- Capo IV: rischi da esposizione ai campi elettromagnetici (da 0 Hz a 300 GHz);
- Capo V: rischi da esposizione alle radiazioni ottiche artificiali (da 100nm a 1mm).

Comune a tutti gli agenti fisici sono: il Titolo I del T.U. dove si descrivono i principi generali, gli attori in gioco ed il documento di valutazione del rischio; ed il Capo I del Titolo VIII dove vengono date le definizioni e disposizioni generali per tutti gli agenti fisici. Si noti che quest'ultimo, all'articolo 180 definisce come agenti fisici: il rumore, gli ultrasuoni, gli infrasuoni, le vibrazioni meccaniche, i campi elettromagnetici, le radiazioni ottiche di origine artificiale, il microclima e le atmosfere iperbariche che possono comportare rischi per la salute e la sicurezza dei lavoratori. Quindi resta esclusa la protezione da radiazioni ionizzanti, che come esplicitamente detto al punto 3 dello stesso articolo, viene disciplinata unicamente dal decreto legislativo 17 marzo 1995, n. 230, e sue successive modificazioni. Si ricorda inoltre che l'art.28 impone la valutazione di «tutti i rischi per la sicurezza e la salute dei lavoratori». Come conseguenza, vanno valutati tutti i rischi da agenti fisici presenti sul luogo di lavoro, anche quelli per i quali non esiste uno specifico capo del titolo VIII. Rientrano in questa categoria oltre ad esempio agli ultrasuoni, anche le radiazioni ottiche naturali; in particolare quindi per i lavoratori outdoor si deve valutare anche l'esposizione al sole, classificato come cancerogeno sicuro, per via della componente UV, dalle maggiori organizzazioni internazionali (IARC, OMS, ICNIRP).

All'articolo 181 si legge che la valutazione dei rischi deve avere cadenza almeno quadriennale, ed è effettuata da personale qualificato nell'ambito del servizio di prevenzione e protezione in possesso di specifiche conoscenze in materia. La valutazione dei rischi è aggiornata ogni qual volta si verifichino mutamenti che potrebbero renderla obsoleta, ovvero, quando i risultati della sorveglianza sanitaria rendano necessaria la sua revisione. Inoltre all'articolo 184 viene specificato che il datore di lavoro provvede affinché i lavoratori esposti a rischi derivanti da agenti fisici sul luogo di lavoro e i loro rappresentanti vengano informati e formati in relazione al risultato della valutazione dei rischi con particolare riguardo:

a) alle misure adottate in applicazione del titolo VIII;
b) all'entità e al significato dei valori limite di esposizione e dei valori di azione definiti nei Capi II, III, IV e V,

nonché ai potenziali rischi associati;
c) ai risultati della valutazione, misurazione o calcolo dei livelli di esposizione ai singoli agenti fisici;
d) alle modalità per individuare e segnalare gli effetti negativi dell'esposizione per la salute;
e) alle circostanze nelle quali i lavoratori hanno diritto a una sorveglianza sanitaria e agli obiettivi della stessa;
f) alle procedure di lavoro sicure per ridurre al minimo i rischi derivanti dall'esposizione;
g) all'uso corretto di adeguati dispositivi di protezione individuale e alle relative indicazioni e controindicazioni sanitarie all'uso.

Infine seguendo l'articolo 185 i lavoratori considerati esposti devono sottostare ad un programma di sorveglianza sanitaria effettuata dal medico competente nelle modalità e nei casi previsti ai rispettivi capi del titolo VIII sulla base dei risultati della valutazione del rischio che gli sono trasmessi dal datore di lavoro per il tramite del servizio di prevenzione e protezione ed i cui risultati vengono riportati nella cartella sanitaria personale del lavoratore.

A causa della varietà della strumentazione per diagnostica o terapeutica utilizzata, il personale operante nelle strutture sanitarie ha un'esposizione particolarmente variegata a rischi da agenti fisici, chimici, biologici, ecc. Per quanto riguarda i primi, soprattutto negli ultimi anni, lo sviluppo tecnologico sta continuamente introducendo nuovi macchinari ai quali sono associati rischi e modalità di esposizione che la stessa normativa nazionale non sempre riesce a contemplare con il dovuto tempismo. In questo senso il Testo Unico ha comunque dato degli strumenti potenti, ma anche l'obbligo di utilizzarli nel modo corretto, ai datori di lavoro, per permettere un utilizzo sicuro delle apparecchiature elettromedicali. Tuttavia non sempre i produttori da una parte e datori di lavoro e operatori dall'altra hanno pienamente coscienza dei rischi associati all'utilizzo delle nuove macchine.

Giusto per fare alcuni esempi di apparecchiature comunemente utilizzate che danno luogo ad un'esposizione significativa a questi due "nuovi" agenti fisici, possiamo citare per i CEM: gli stimolatori transcranici, gli elettrobisturi, i defibrillatori, le magnetoterapie; mentre per quanto riguarda l'esposizione a ROA possiamo trovare come sorgenti importanti: gli emettitori UV per i trattamenti della cute effettuati in dermatologia, le lampade per la cura dell'ittero, le lampade germicida presenti soprattutto nelle cappe sterili, i transilluminatori, tutti gli apparecchi LED e laser sempre più utilizzati sia in diagnostica che a scopo terapeutico. A proposito di questi ultimi, va sottolineato il rilevante rischio di lesioni oculari qualora il fascio laser sia inavvertitamente diretto verso l'occhio di un operatore, anche a seguito di riflessioni. Poiché molti laser clinici lavorano nel campo della radiazione ottica non visibile, manca anche il riflesso automatico di chiusura della palpebra e è quindi della massima importanza sia l'analisi dell'ambiente di lavoro e delle sue eventuali criticità, che l'utilizzo di DPI specifici (occhiali protettivi) rigorosamente valutati dall'Addetto Sicurezza Laser per garantire la rispondenza tra caratteristiche tecniche dell'occhiale protettivo e caratteristiche del laser impiegato (in particolare lunghezza d'onda della radiazione emessa)

3.2 Il rischio da radiazioni ionizzanti

Generalità

Con il termine "radiazioni ionizzanti" ci si riferisce ad agenti fisici in grado di provocare ionizzazione, quindi rottura di legami chimici a livello molecolare. Quando la ionizzazione avviene all'interno di tessuti biologici, possono prodursi (sia in forma diretta che prevalentemente in forma indiretta, per l'azione dei radicali liberi fortemente reattivi prodotti) danni a livello cellulare, in particolare sulla molecola del DNA.

Il danno biologico associato alla esposizione a radiazioni ionizzanti si suddivide nelle due categorie del danno deterministico e del danno stocastico. Il danno deterministico è caratterizzato dalla presenza di una soglia di radiazione assorbita al di sotto della quale il danno non si presenta, ma al di sopra della quale la probabilità del danno di manifestarsi aumenta con la dose assorbita: senza pretesa di esaustività, effetti deterministici possono essere dermatiti attiniche più o meno severe, cataratta radioindotta, sterilità temporanea o permanente, ritardo nella crescita dovuto al danneggiamento dei nuclei epifisiari delle ossa, epilazione temporanea o permanente, danni ematologici. Va detto che la possibilità di danni deterministici, elevata in passato a causa della mancanza di conoscenza sui danni da radiazione e delle tecniche inadeguate, al giorno d'oggi deve essere ristretta solo ai casi di trattamenti medici particolarmente pesanti (in particolare radioterapia), mentre nel caso della attività lavorativa, se svolta nel rispetto delle leggi e delle norme di buona tecnica, deve essere completamente esclusa.

Il danno stocastico, viceversa, è caratterizzato da una probabilità di accadimento crescente con la quantità di radiazioni assorbite. Il riferimento attuale sono le pubblicazioni della Commissione Internazionale di Radioprotezione (ICRP) 103 (1) e 105 (2), nelle quali viene ribadito il concetto del "linear no threshold method", traducibile nell'ipotesi che in assenza di dati statisticamente significativi sugli effetti di basse dosi di radiazioni si possa assumere che ciascuna esposizione, sia pur piccola, possa produrre un danno stimabile estrapolando linearmente a zero il danno misurato in esposzioni ad alte dosi. Tutte le evidenze si basano infatti su studi retrospettivi su soggetti pesantemente irradiati come i sopravvissuti ai bombardamenti atomici e i pazienti irradiati a scopo terapeutico.

Le pubblicazioni sopra citate indicano come danno stocastico rilevante la possibilità di induzione di tumori e di mutazioni genetiche. Entrambi gli aspetti sono temi sensibili soprattutto per le implicazioni psicologiche; di particolare rilevanza è l'esposizione della donna in età fertile prima del concepimento e durante la gravidanza. Va detto che importanti studi mostrano che non sono rilevabili effetti statisticamente significativi della irradiazione preconcepimento (3), (4) e che anche a gravidanza iniziata le dosi suscettibili di portare danni al feto sono almeno un ordine di grandezza superiore alle dosi assorbite nella ordinaria attività lavorativa e molto superiori anche alle dosi assorbite in quasi tutte le pratiche diagnostiche, ad eccezione sostanzialmente di poche pratiche radiologiche ad alta dose coinvolgenti direttamente l'utero e quindi il feto (TAC, radiologia interventistica) (5), (6). Le pratiche terapeutiche, sia radioterapia che medico nucleare, sono ovviamente un problema differente e ben più serio, anche se i casi di pazienti trattate ad esempio sulla mammella durante la gestazione con gravidanza a buon fine sono numerosi.

In generale, le pratiche lavorative non sono tali da esporre, nella stragrande maggioranza, il nascituro a dosi superiori al limite di 1 mSv previsto per la popolazione in genere (7). Si veda comunque il paragrafo specifico per le limitazioni previste dalla legge italiana.

Sorgenti di radiazioni ionizzanti in ambito ospedaliero

All'interno della area sanitaria si concentra la maggior parte delle attività con radiazioni ionizzanti attualmente in essere. Non è possibile in questa sede una trattazione dettagliata, per la quale si rimanda alla bibliografia (8) (9). In sintesi, comunque, gli ambiti interessati ad attività con radiazioni ionizzanti sono, in ordine crescente di rischio potenziale per gli operatori addetti:

- Radiodiagnostica (radiologia, TAC, mineralogia ossea, radiologia odontoiatrica. mammografia): viene svolta in ambienti schermati o comunque in condizioni tali da impedire in pratica che gli operatori possano assorbire dosi di radiazioni superiori a quelle assorbite dal pubblico. Il rischio associato può considerarsi trascurabile
- Laboratori RIA (Radioimmulogia): in via di scomparsa, sono laboratori nei quali vengono impiegati piccoli kit non sigillati di radionuclidi (tipicamente ^{125}I) per test diagnostici non diversamente effettuabili; se vengono seguite le ordinarie precauzioni di sicurezza in laboratorio i rischi per gli operatori sono molto limitati
- Medicina Nucleare diagnostica: vengono maneggiate notevoli quantità di radionuclidi non sigillati che, legati ad opportuni vettori biologici, vengono introdotti nell'organismo per via orale o endovenosa. Dalla distribuzione del vettore all'interno del corpo, misurabile rilevando la distribuzione della radioattività ad esso legata, si ricava l'informazione diagnostica. In Medicina Nucleare è impossibile evitare l'irraggiamento diretto degli operatori in quanto il paziente stesso è portatore di radioattività; sono inoltre a rischio le fasi di preparazione del radio farmaco, di iniezione e di gestione infermieristica, sia per l'irraggiamento esterno che per la possibilità di contaminazioni, sia esterne (sulla cute) che interne (accidentale introduzione di

radionuclidi). In particolare tutti gli escreti dei pazienti portatori di radioattività sono contaminati e di questo va reso edotto il personale addetto alla assistenza soprattutto in caso di pazienti non autosufficienti, cateterizzati od incontinenti.
Va comunque detto che il paziente medico nucleare, una volta esaurito l'esame, è libero di uscire dall'ospedale e di svolgere l'ordinaria attività, eventualmente rispettando le raccomandazioni impartite dal medico nucleare.
La natura particolare del rischio richiede agli operatori la massima attenzione nelle attività ed il rigoroso rispetto delle norme interne di protezione e sicurezza.

- Medicina Nucleare terapeutica: consiste nella somministrazione al paziente di attività decisamente importanti di radiofarmaco al fine di curare specifiche patologie per le quali esiste un vettore biologico. L'esempio tipico (che costituisce la stragrande maggioranza dei trattamenti di questo tipo) è il trattamento della patologia tiroidea con ^{131}I, sfruttando l'elevata affinità del tessuto tiroideo per lo iodio; il radiofarmaco viene generalmente somministrato sotto forma di pasticca di sali di iodio. Viste le attività in gioco, la gestione operativa di questi pazienti è particolarmente dedicata ed espone gli operatori a rischi potenzialmente di entità medio/alta (soprattutto legati al rischio di contaminazione in regime di degenza protetta, vd. oltre).

  Ai sensi del D.Lgs. 187/2000 (10) l'attività terapeutica con radionuclidi è soggetta, oltre limiti di attività e patologie ben determinati, al ricovero in degenza protetta con raccolta di tutti i reflui biologici e loro successivo smaltimento, una volta decaduti, ai sensi e nei limiti previsti dall'articolo 154 del D.Lgs. 230/2000 (11) e s.m.i. Maggiori dettagli saranno dati nel paragrafo relativo alla gestione dei rifiuti radioattivi.

- Radioterapia con fasci esterni: viene svolta impiegando come sorgente di radiazioni un acceleratore di particelle (a seconda del tipo può generare fasci di fotoni, elettroni, protoni od ioni pesanti) in bunker protetti da pareti di calcestruzzo o calcestruzzo baritico di spessore dal metro ai due metri ed oltre, con porte di accesso in piombo spesse svariati cm e, in caso di energie superiori alla soglia di 10 MV, includenti uno strato di polietilene o polietilene borato come schermatura per neutroni. In assenza di incidenti, il rischio associato alla radioterapia a fasci esterni è trascurabile, in quanto le schermature sono progettate in maniera da mantenere la dose agli operatori a valori paragonabili a quelli della popolazione. Tuttavia in caso di incidente (presenza accidentale nel bunker durante una sessione di terapia) le dosi ricevute possono essere molte elevate ed eccedere anche di svariate volte i valori massimi ammessi per i lavoratori esposti. È quindi necessaria estrema attenzione nella gestione degli accessi al bunker. Il rischio associato alla radioterapia, in caso di incidente, deve ritenersi elevato, per quanto il rispetto delle norme di protezione e sicurezza dovrebbe poter ridurre la probabilità di accadimento praticamente a zero.
- Brachiterapia: è una particolare forma di radioterapia nella quale le sorgenti di radiazione sono costituite da materie radioattive (sotto forma di sorgenti sigillate) posizionate direttamente all'interno del corpo del paziente, in aperture naturali (tipicamente brachiterapia ginecologica) ovvero in guide posizionate in sede chi-

rurgica (brachiterapia post operatoria nel trattamento dei sarcomi delle parti molli, ad esempio). Il trattamento avviene sempre all'interno di stanze schermate e, oggigiorno, con applicatori del tipo "after-remote-loading" che caricano le sorgenti seguendo una data sequenza temporale in posizioni prefissate senza intervento dell'operatore; le vecchie sorgenti di radio, estremamente pericolose per il rischio di rottura con potenziale serissima contaminazione interna e comunque a rischio di diffusione di materia radioattiva nell'ambiente, sono state completamente sostituite da sorgenti meno pericolose, come ^{192}Ir o ^{137}Cs.

Il rischio connesso a questa attività è, come nel caso della radioterapia a fasci esterni, legato al caso di incidente. Qualora si verifichi un mancato rientro della sorgente è necessario, per evitare conseguenze sul paziente che possono arrivare anche al decesso, l'intervento manuale dell'operatore, che può portare ad irraggiamenti anche molto importanti soprattutto in presenza delle moderne sorgenti di alta attività. È inoltre necessario monitorare il paziente e la sala di trattamento al termine della terapia per escludere che sorgenti possano essersi distaccate dalle loro guide ed essere disperse nell'ambiente o rimaste in sede; sono riportati in letteratura eventi avversi di questo tipo con conseguenza anche letali.

La radioprotezione e l'assetto legislativo nella protezione da radiazioni ionizzanti

Le problematiche esposte nei paragrafi precedenti hanno portato alla disciplina della radioprotezione, intesa come l'insieme delle valutazioni, degli accorgimenti, delle misure di protezione messe in atto per:

- evitare completamente l'insorgenza di eventi deterministici
- ridurre la probabilità di eventi avversi di tipo stocastico ad un livello paragonabile a quello associato a qualsiasi altra attività lavorativa.

La normativa protezionistica italiana è, pur nella complessità derivante dal sovrapporsi di leggi che hanno parzialmente sostituito leggi precedenti lasciandone in vigore alcune parti e rimandando molti aspetti a decreti attuativi mai emanati, sicuramente avanzata ed estremamente cautelativa verso gli operatori e, dal 2000, anche verso i pazienti. Come ovvio, si tratta del recepimento all'interno del corpus giuridico dello Stato di Direttive emanate dal Consiglio della Comunità Europea, a loro volta derivanti da pubblicazione degli Enti sovranazionali deputati (in p/articolare IAEA, Agenzia Internazionale per l'Energia Atomica, ICRP, Comitato Internazionale di Radioprotezione ed UNSCEAR, Comitato Scientifico delle Nazioni Unite sugli effetti delle Radiazioni Ionizzanti).

Il testo base per la protezione degli operatori è il già citato Decreto Legislativo 230/1995, modificato in alcune parti dai Decreti Legislativi 241/2000 e 257/2001. Si tratta di un decreto molto corposo, del quale non è qui possibile discutere i dettagli, ma i cui punti salienti possono essere così sintetizzati:

- principio di giustificazione: "nuovi tipi o nuove categorie di pratiche che comportano un'esposizione alle radiazioni ionizzanti debbono essere giustificati, anteriormente alla loro prima adozione o approvazione, dai loro vantaggi economici, sociali o di altro tipo rispetto al detrimento sanitario che ne può derivare"
- principio di ottimizzazione: "qualsiasi pratica deve essere svolta in modo da mantenere l'esposizione al

livello più basso ragionevolmente ottenibile, tenuto conto dei fattori economici e sociali".

- principio di limitazione delle dosi individuali: "la somma delle dosi derivanti da tutte le pratiche non deve superare i limiti di dose stabiliti per i lavoratori esposti, gli apprendisti, gli studenti e gli individui della popolazione" (il principio di limitazione delle dosi in questa formulazione non si applica alle esposizioni mediche, mentre per volontari che coscientemente e volontariamente prestino assistenza e partecipanti ai programmi di ricerca si applicano limiti specifici). I limiti di dose sono espressi in termini di dose efficace (grandezza correlata all'effetto biologico della interazione delle radiazioni con il corpo umano, considerando sia il tipo di radiazione che l'organo coinvolto) e di dose equivalente a particolari organi (estremità, pelle, cristallino); entrambe si esprimono in mSv. La dose efficace è un indicatore correlato al controllo del rischio stocastico, quella equivalente al controllo di effetti deterministici su specifici organi e tessuti. La tabella seguente riporta un estratto dei limiti annui previsti dagli allegati ai decreti citati; per una più completa trattazione si rimanda ai decreti o alla Direttiva Euratom 59/2013, ricordando che sono previsti anche limiti specifici per apprendisti e studenti sopra e sotto i diciotto anni di età e per le persone che prestano assistenza a pazienti durante o dopo procedure mediche a rischio radiologico (esempio: parenti di pazienti dimessi dopo terapia con radioiodio).

In attuazione di questi principi fondamentali, il legislatore ha identificato due figure professionali specifiche, l'Esperto Qualificato ed il Medico Autorizzato, responsabili rispettivamente della sorveglianza fisica e della sorveglian-

Tabella 3.1: Limite annuo ex D.Lgs. 230/95 e smi

	Lavoratori esposti	Persone del pubblico
Dose efficace (corpo intero)	20 mSv	1 mSv
Dose equivalente pelle	500 mSv	50 mSv
Dose equivalente estremità	500 mSv	50 mSv
Dose equivalente cristallino	150 mSv*	15 mSv

* va ricordato che nel 2011 la Commissione Internazionale di Radioprotezione ha abbassato la tolleranza tissutale del cristallino per lavoratori esposti a 20 mSv, limite ripreso dalla direttiva Euratom 59/2013 e che quindi dovrà essere adottato dalla nostra legge nazionale

za medica. Entrambe le figure sono laureati iscritto ad un apposito elenco nominativo presso il Ministero del Lavoro a cui si accede superando un esame nazionale. L'Esperto Qualificato è "persona che possiede le cognizioni e l'addestramento necessari sia per effettuare misurazioni, esami, verifiche o valutazioni di carattere fisico, tecnico o radiotossicologico, sia per assicurare il corretto funzionamento dei dispositivi di protezione, sia per fornire tutte le altre indicazioni e formulare provvedimenti atti a garantire la sorveglianza fisica della protezione dei lavoratori e della popolazione. La sua qualificazione è riconosciuta secondo le procedure stabilite nel presente decreto"; il Medico Autorizzato è "medico responsabile della sorveglianza medica dei lavoratori esposti, la cui qualificazione e specializzazione sono riconosciute secondo le procedure e le modalità stabilite nel presente decreto".

L'Esperto Qualificato tra le sue numerosi attribuzioni, per le quali si rimanda necessariamente al D.Lgs. 230/195, ha l'obbligo della classificazione del personale in relazione al rischio da radiazioni ionizzanti. Fermo restando il limite massimo di 20 mSv/anno di dose efficace, tutti i lavoratori soggetti al superamento della dose di 1 mSv anno (limite previsto per le persone del pubblico) sono classificati "esposti al rischio da radiazioni ionizzanti", di categoria A se passibili del superamento della soglia di 6 mSv, di categoria B altrimenti. In maniera analoga, l'Esperto Qualificato ha l'obbligo di definire e delimitare le "zone controllate", aree ad accesso controllato nelle quali i lavoratori sono potenzialmente a rischio di superamento del limite di 6 mSv/anno, e le "zone sorvegliate", all'interno delle quali il lavoratore è suscettibile del superamento del limite di 1 mSv previsto per le persone del pubblico.

Qualora un lavoratore venga classificato "esposto al rischio da radiazioni ionizzanti" scatta l'obbligo della sorveglianza medica, ad opera di medici autorizzati per gli esposti di categoria A, di medici autorizzati e/o competenti (definiti ai sensi della legge 81/2008 (12)) per gli esposti di categoria B. È importante osservare che un lavoratore non può essere adibito ad attività comportanti la classificazione come "lavoratore esposto" prima che venga espresso il giudizio di idoneità specifico (incondizionato o con prescrizioni); tale giudizio deve necessariamente essere rinnovato a scadenza semestrale per i lavoratori esposti A ed annuale per i lavoratori esposti B. Ne consegue l'assoluta necessità che ciascun azienda operante in settori in cui sia previsto l'impiego di radiazioni ionizzanti si doti di una procedura operativa in grado di garantire con certezza il rispetto del dettato di legge.

All'Esperto Qualificato spetta inoltre il compito di stendere la relazione preliminare, contenente le valutazioni di rischio da radiazioni ionizzanti per ciascuna attività, e le norme interne di protezione e sicurezza, contenenti le norme di lavoro specifiche per ciascun ambiente. Sempre a cura dell'Esperto Qualificato devono essere valutate le dosi ambientali nelle varie zone interessate e le dosi individuali ricevute dai lavoratori esposti e dalle persone del pubblico, impiegando obbligatoriamente strumenti di misura individuale per i lavoratori esposti di categoria A, mentre per i lavoratori di categoria B possono anche essere impiegati i risultati della dosimetria ambientale. Con frequenza almeno pari alla periodicità delle visite di idoneità l'Esperto Qualificato comunica al Medico Autorizzato/Competente i risultati delle valutazioni dosimetriche individuali.

A conclusione di questa necessariamente sintetica descrizione va ricordato che sono stte recentemente approvate (dicembre 2013) le nuove Basic Safety Standard della Commissione Europea (13), che dovranno essere recepite dalle legislazioni nazionali entro il 6 febbraio 2018. È quindi probabile che nei prossimi anni vengano apportati cambiamenti anche significativi.

Le pratiche autorizzative nell'impiego di radiazioni ionizzanti

L'impiego di radiazioni ionizzanti, in ambito medico e non, al di sopra delle soglie stabilite dall'allegato (1) al D.Lgs. 230/1995 e s.m.i, è sempre soggetto a pratica autorizzativa in senso proprio (necessità di concessione del nulla osta da parete della autorità statale o regionale, art. 27) o in senso lato (comunicazione preventiva di pratica con silenzio assenso implicito dopo 30 giorni, art. 22). Non può essere questa la sede per discutere nei dettagli le varie pratiche, che sono complesse e possono ricadere sotto l'ambito della legge nazionale ovvero di quella regionale, diversa ovviamente da Regione a Regione. È tuttavia della massima importanza, sia ai fini della tutela della sicurezza dei lavoratori che della tutela del datore di lavoro, che ogni attività comportante l'impiego di radiazioni ionizzanti venga preliminarmente sottoposta alla attenzione dello Esperto Qualificato, il quale darà le necessarie indicazioni procedurali e fornirà, se del caso, le indicazioni per la sicurezza della pratica che si va ad istituire.

È particolarmente utile, poiché si tratta di obbligo del quale spesso le strutture tecnico-amministrativo non sono a conoscenza, ricordare che l'Esperto Qualificato deve essere contattato preventivamente anche prima della cessazione di una pratica, al fine di predisporre la comunicazione della stessa alle competenti autorità (art. 24). Il razionale di questa norma è ovviamente garantire che al termine di una attività tutti i possibili rischi residui siano stati valutati e controllati e che quindi la cessazione possa avvenire in condizioni di sicurezza radiologica.

La protezione della lavoratrice in gravidanza

La legge italiana è estremamente cautelativa nei confronti delle lavoratrici in gravidanza, per quanto, come accennato in precedenza, risulti estremamente improbabile che una esposizione lavorativa possa causare danni al feto statisticamente significativi. Va comunque osservato che, in omaggio al principio di cautela, il legislatore ha esplicitamente voluto evitare qualsiasi rischio di incidente impedendo alla lavoratrice in gravidanza l'accesso alle zone classificate per motivi di protezione dalle radiazioni ionizzanti (controllate o sorvegliate).

L'assetto legislativo relativo, originariamente contenuto nell'art. 69 del D.Lgs. 230/1995, è stato in parte riformato dal D.Lgs. 151/2001 sulla tutela della maternità (14). Restano il divieto di accesso delle donne in gravidanza alle zone classificate o comunque di superamento del limite di dose al feto di 1 mSv, l'obbligo di informare il datore di lavoro dello stato di gravidanza ed il divieto di adibire le lavoratrici che allattano ad attività comportanti il rischio di contaminazione interna. In aggiunta a queste previsioni, già presenti nell'articolo 69, il lavoro con radiazioni ionizzanti viene incluso nell'elenco dei lavori pericolosi, faticosi ed insalubri di cui di cui all'articolo 7 del decreto 151 ed è esplicitamente proibito per sette mesi dopo il parto. Di conseguenza, e fatto salvo il caso di lavoratrice addetta al lavoro con radioisotopi non sigillati (rischio di contaminazione interna), la lavoratrice madre deve comunque essere allontanata dal lavoro con radiazioni ionizzanti dal momento in cui viene comunicato lo stato di gravidanza al compimento del settimo mese di vita del nascituro.

Per tutte le considerazioni relative al rischio specifico si rimanda alla referenze bibliografiche.

La gestione dei rifiuti radioattivi

Il legislatore, nel determinare il regime giuridico per lo smaltimento nell'ambiente di rifiuti radioattivi, ha voluto essere estremamente rigoroso soprattutto al fine di evitare la sommatoria di scarichi che, piccoli singolarmente, potrebbero qualora sommati in archi spazio temporali ristretti essere fonte di rischio per la popolazione ed i lavoratori delle aziende di raccolta, trattamento e smaltimento rifiuti. Non sono infatti previste, in generale, soglie di esenzione dalle prescrizioni del D.Lgs. 230/95 per quanto riguarda lo smaltimento nell'ambiente di rifiuti radioattivi; in parziale deroga, l'articolo 154 consente lo smaltimento nell'ambiente di rifiuti aventi tempo di dimezzamento inferiore a 75 giorni e concentrazioni di attività inferiore ad 1 Bq/g. È evidente che questa parziale esenzione viene incontro alle necessità delle strutture sanitarie con particolare riferimento alla Medicina Nucleare, la quale impiega in pratica solo isotopi con tempo di dimezzamento inferiore a 75 giorni; i reflui dei pazienti in Medicina Nucleare sono raccolti in apposite vasche di stoccaggio, che vengono aperte verso il sistema fognario solo dopo la misura dei parametri radiologici da parte dell'Esperto Qualificato. Per tutti gli altri smaltimenti, qualora non siano stati stati previsti appositi livelli di allontanamento all'interno delle procedure autorizzative ex art. 22 o art. 27 del D.Lgs.230/1995 e smi, l'esercente dell'impianto radiologico è tenuto al conferimento a ditta autorizzata.

Particolare attenzione deve essere posta al controllo della radioattività in uscita, legata a pazienti sottoposti a procedure medico nucleari (in particolare ad oggetti entrati in contatto con liquidi biologici anche nella ordinairetà, come fazzoletti, salviette, pannoloni ecc.). Se è vero infatti che, nei limiti previsti dal D.Lgs.187/2000, questi pazienti possono venir trattati in regime ambulatoriale, allo stato i minuziosi controlli esercitati all'ingresso degli impianti di smaltimento possono generare contenziosi qualora venga riscontrata presenza di radioattività riconducibile con certezza all'ambito ospedaliero.

È quindi opportuno che le strutture sanitarie nelle quali si svolgono attività medico nucleari si dotino di procedure specifiche per la gestione dei rifiuti radioattivi e di sistemi di controllo della radioattività in transito nei punti di uscita dei rifiuti, sia ordinari che speciali.

Aspetti operativi di protezione

La protezione dalle radiazioni ionizzanti viene attuata mediante comportamenti corretti (quindi una protezione attiva) e l'impiego di dispositivi di protezione individuale (protezione passiva). Per quanto riguarda il comportamento corretto, va prima di tutto ricordato che in ogni ambiente nel quale sussista un rischio collegato alle radiazioni ionizzanti devono sempre essere esposte in posizione ben visibile e liberamente consultabili le norme interne di protezione e sicurezza, redatte dall'Esperto Qualificato, nelle quali vengono indicati i principali aspetti di sicurezza correlati all'ambiente di lavoro e dettate le principali norme; i lavoratori hanno l'obbligo di prenderne visione e di rispettarle integralmente. È buona prassi che all'inizio del lavoro esponente alle radiazioni ionizzanti copia delle norme interne di protezione e sicurezza sia consegnata al lavoratore o come minimo che il responsabile si assicuri che il lavoratore ne abbia presa visione.

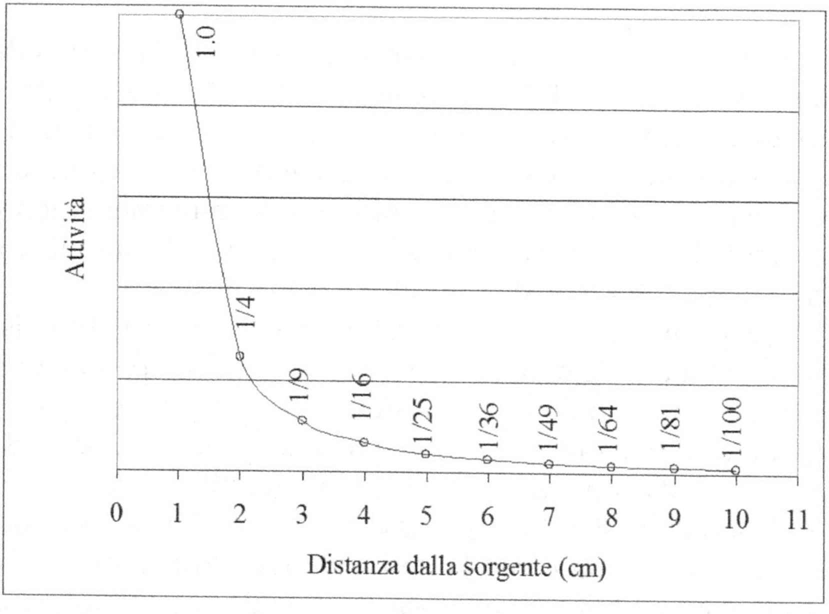

Figura 3.1: Variazione dell'intensità di radiazione con la distanza

Tempo di esposizione e distanza dal fascio radiologico sono spesso, soprattutto negli ambienti a maggior rischio come radiologia interventistica e medicina nucleare, le principali tutele del lavoratore. Se sul tempo non occorrono particolari considerazioni, è viceversa utile osservare che in prima approssimazione è possibile assumere che la intensità di radiazione diminuisca in maniera quadratica con la distanza; in altre parole, raddoppiando la distanza dalla sorgente la dose diminuisce di un fattore quattro, triplicandola di un fattore nove e così via. Non bisogna quindi sottovalutare mai l'importanza di posizionarsi il più lontano possibile dalla sorgente di radiazioni, e per il minor tempo possibile, rispettando la prima regola della protezione: l'esposizione al fascio di radiazione deve sempre essere rigorosamente limitata al personale indispensabile e per il minor tempo possibile.

Se tempo e distanza sono parametri su cui le modalità di lavoro possono influire in maniera determinante, le schermature sono dispositivi passivi posizionati od assegnati normalmente in fase progettuale su cui il singolo lavoratore non ha la possibilità di intervenire se non in maniera molto limitata. Le schermature sono fondamentali nelle attività di radiologia interventistica ed in medicina nucleare.

Nel primo caso, possiamo distinguere tra schermature fisse (integrate nelle pareti e nelle porte della sala), paratie mobili posizionate al lettino di trattamento o su ruote, e dispositivi di protezione individuale (camici piombati, occhiali anti-RX, collari paratiroide, eventuali guanti schermati).

Scopo delle schermature fisse è garantire che all'esterno della sala di trattamento la dose agli operatori sia ridotta a livelli compatibili con la classificazione degli operatori che possono essere esposti in tali ambienti. Le schermature fisse sono progettate dall'Esperto Qualificato, che ne controlla le caratteristiche sia in sede di prima verifica che successivamente ad intervalli fissati. È prassi comune, ma non regola obbligatoria, che la dose all'esterno delle installazioni ad uso medico venga mantenuta al di sotto dei livelli previsti per le persona del pubblico.

Le paratie mobili possono essere impiegate sia a lato del lettino di trattamento, fissate allo stesso, sia a soffitto a proteggere il tubo RX. Sono estremamente efficaci, ma spesso di difficile impiego in quanto confliggono fisicamente con i movimenti dell'insieme tubo RX – amplificatore di brillanza.

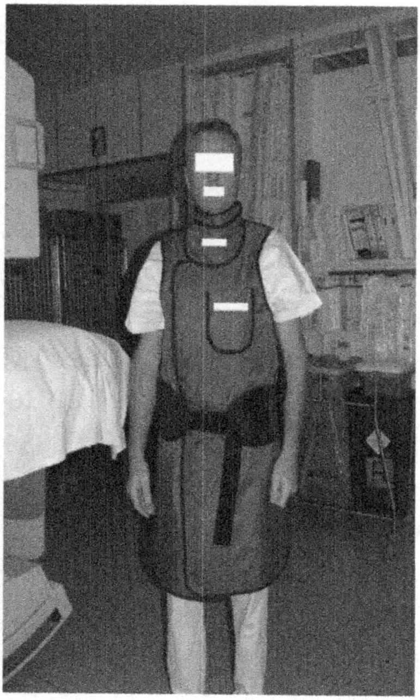

I dispositivi di protezione individuale (DPI) sono dispositivi che devono essere impiegati da ciascun operatore qualora sia necessario operare in presenza di radiazioni ionizzanti. Il loro impiego deve avvenire in completo accordo con le prescrizioni formulate dall'Esperto Qualificato. Comunemente sono sempre presenti il camice piombato ed il collare paratiroide; almeno il primo operatore, nelle attività ad alto carico di lavoro e sempre in accordo con le prescrizioni dell'Esperto Qualificato, deve indossare occhiali o mascherina anti-RX a protezione del cristallino. A questo riguardo, spesso sorgono complicazioni legate al fatto che gli operatori già portano lenti graduate o si lamentano per il peso eccessivo degli occhiali anti-RX; esistono comunque soluzioni tecniche che consentono anche a lavoratori portatori di lenti graduate di proteggersi adeguatamente, si veda ad esempio la foto sotto.

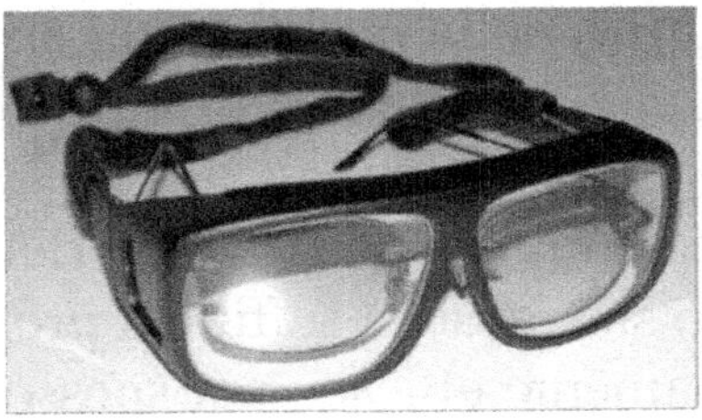

Figura 3.2

Per quanto riguarda infine la protezione delle mani, esistono anche guanti piombati ma il loro uso è assai discutibile, in quanto per offrire una protezione significativa il loro spessore dovrebbe essere tale da renderne l'impiego molto difficoltoso. L'unica maniera realmente efficace per proteggere le mani è quella di non esporle al fascio diretto e comunque frapporre sempre tra il tubo e gli arti il corpo del paziente (uno dei motivi per cui il tubo RX dovrebbe sempre essere posizionato dalla parte opposta del paziente rispetto alla posizione dell'operatore). In generale, l'impiego di una corretta tecnica di lavoro consente di minimizzare sia la dose al paziente che, di conseguenza, la dose agli operatori.

In Medicina Nucleare le schermature sono sia fisse ed integrate nelle pareti delle sale esame e delle sale di attesa calde, che posizionate a schermare le sorgenti in fase di stoccaggio, preparazione ed iniezione. Va ricordato che essendo il paziente iniettato una sorgente di radiazioni non è comunque possibile eliminare completamente l'esposizione esterna, che può essere limitata solo ricorrendo ai soliti principi del tempo e della distanza.

L'impiego di una corretta tecnica di lavoro e la stretta aderenza alle prescrizioni dell'Esperto Qualificato consentono comunque di mantenere anche in Mediciona Nucleare le dosi a livello di sicurezza. Si veda ad esempio la figura seguente, relativa alla iniezione del radio farmaco: poiché la siringa non può essere schermata da tutti i lati la posizione relativa di siringa, mani e corpo operatore può cambiare le dosi anche di ordini di grandezza.

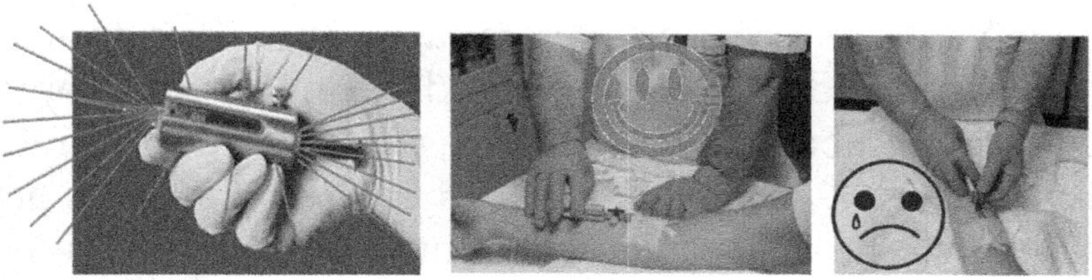

Figura 3.3

L'impiego dei guanti (meglio se doppi, in caso di contaminazione si evita di toccare la cute con il guanto contaminato) e l'adozione di ordinarie norme di igiene (non mangiare, bere, fumare o portare oggetti personali in zona calda, lavarsi le mani al termine di ogni operazione, controllare frequentemente la contaminazione ed eliminarla se riscontrata, monitorarsi al termine della sessione di lavoro) consentono di limitare a livelli trascurabili anche il rischio di contaminazione interna.

Per quanto riguarda infine il dosimetro individuale, va prima di tutto osservato che non è uno strumento di protezione, ma solo di misura, che quindi consente la verifica puntuale delle dosi assorbite e consente di escludere il superamento dei limiti ammessi. Allo stato attuale della legislazione in Italia non esistono regole precise per l'accreditamento di un servizio di dosimetria individuale; i servizi seri si sottopongono volontariamente a sessioni di interconfronto presso centri di taratura nazionali accreditati oppure partecipano a interconfronti internazionali, oltre a predisporre ed attuare un rigoroso programma di controlli di qualità. Normalmente vengono consegnati da uno a tre dosimetri, da impiegare secondo le indicazioni vincolanti dell'Esperto Qualificato: un dosimetro per estremità, preferibilmente sigillato in busta impermeabile che ne consenta il lavaggio antisettico di sala operatoria, ed uno o due dosimetri a corpo intero, da portare, secondo le indicazioni, sopra il camice piombato, sotto il camice piombato ovvero uno sotto il camice a livello del torace ed uno sopra a livello del collo. Quale che sia la scelta, è assolutamente necessario che il dosimetro sia impiegato secondo le indicazioni, in quanto un impiego scorretto può diminuire la precisione della misura fino a renderla inaccettabile e come tale scartata dall'Esperto Qualificato.

3.3 Il rischio in impianti di risonanza magnetica

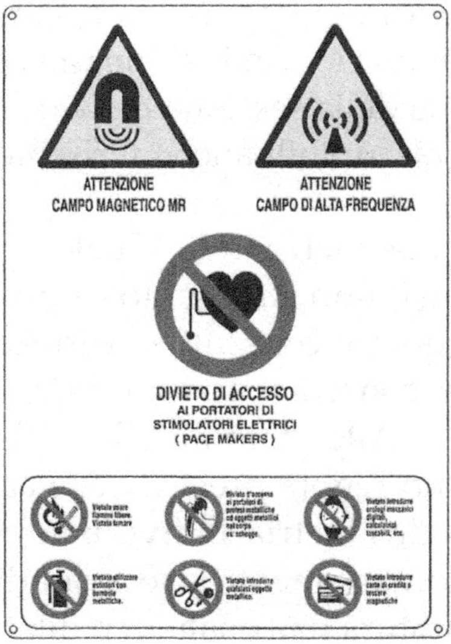

Figura 3.4

Gli impianti di risonanza magnetica per uso clinico sono caratterizzati da una pluralità di rischi spesso sottovalutati rispetto ad altre tipologie di rischio esistenti in ambito ospedaliero.

Parlando di rischi associati ad impianti RMN è prima di tutto necessario separare gli impianti articolari o comunque distrettuali, con campo magnetico prodotto da un magnete permanente di intensità limitata (usualmente inferiore a 0.2 Tesla), dagli impianti ad alto campo in cui il campo magnetico statico è generato da un magnete superconduttore raffreddato ad elio liquido (allo stato attuale della tecnologia solitamente con campo magnetico pari o superiore ad 1.5 Tesla, anche se se ne trovano ancora a 0.5 Tesla).

In entrambi i tipi di impianti, il rischio principale per gli operatori è la introduzione accidentale, all'interno della sala magnete (o esami, a seconda di come si preferisce indicarla), di oggetti ferromagnetici, in grado di trasformarsi in veri e proprio proiettili qualora posizionati in zone ad alto campo. Il principale dispositivo di sicurezza per evitare incidenti di questo tipo è la formazione del personale e la adozione di rigorose procedure di lavoro, in grado di garantire che tutto quello che accede alla sala magnete sia rigorosamente amagnetico. Naturalmente all'ingresso della sala magnete sono sempre affissi i cartelli con indicazione delle controindicazioni e del divieto di introduzione di materiale ferromagnetico, tuttavia l'esperienza insegna che in assenza di adeguata formazione l'incidente è sempre possibile. Tipicamente vengono introdotti accidentalmente sistemi per le pulizie (macchine lavapavimenti, scale, ecc.), spesso in caso di turnazione di personale non adeguatamente addestrato, oppure bombole di ossigeno od antincendio non certificate (le bombole antincendio amagnetiche devono necessariamente avere il colletto verde, vedi figura). Non va comunque trascurato il rischio di accidentale introduzioni di piccoli oggetti ferromagnetici (penne, forbici, chiavi ecc.) in grado di procurare danni molto seri.

Particolare cautela deve comunque essere sempre adottata anche con materiale e strumentazioni certificati per l'impiego in risonanza magnetica, in quanto la certificazione è molto spesso condizionata al non superamento di specifici valori del campo magnetico statico. È quindi necessario che per ciascun oggetto impiegato in sala esami le indicazioni del produttore vengano rispettate rigorosamente.

La presenza del campo magnetico ha controindicazioni assolute, secondo la legge, anche per particolari patologie o condizioni fisiologiche. L'accesso alle zone ad alto campo è rigorosamente proibito, senza pretesa di esaustività, alle donne in stato interessante, ai portatori di stimolatori cardiaci, di protesi metalliche, dispositivi metallici intracranici ovvero clips non certificati amagnetici; poiché il lavoro in risonanza magnetica è comunque soggetto al rilascio di una idoneità specifica o, in assenza, alla compilazione del questionario anamnestico, queste condizioni vengono generalmente rilevate prima dell'accesso alla sala magnete.

In ogni impianto RMN devono essere definite tre zone:

a) le Zone ad Accesso Controllato, dove il valore del campo magnetico statico è maggiore o uguale a 0,5 mT (5 Gauss);
b) le Zone di Rispetto, dove il valore del campo magnetico statico è compreso tra 0,1 e 0,5 mT (tra 1 e 5 gauss)
c) le Zone Libere, dove il valore del campo magnetico statico è minore di 0,1 mT (1 Gauss).

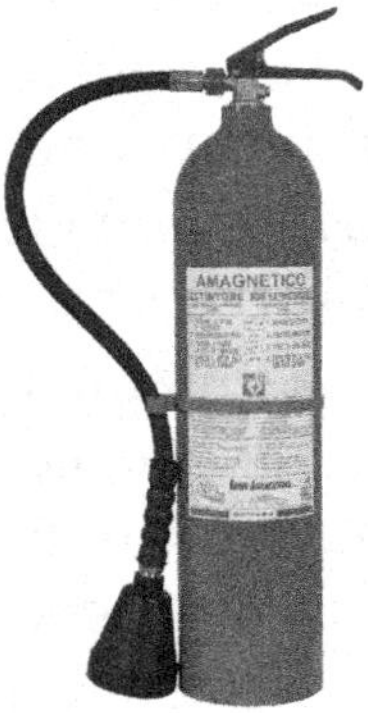

Figura 3.5

Tipicamente in fase progettuale si posizionano opportune schermature del campo magnetico in maniera che la zona ad accesso controllato coincida con la sala magnete e che la zona di rispetto sia comunque racchiusa completamente all'interno del sito RMN. Si riporta testualmente:

> L'accesso al sito da parte dei pazienti e delle persone occasionalmente esposte dovrà essere realizzato attraverso un unico ingresso controllato. I controlli saranno eseguiti da personale responsabile, specificamente addestrato. Altri eventuali ingressi al sito dovranno essere riservati al personale autorizzato.

L'ingresso alle zone ad accesso controllato è riservato al personale medico e non medico autorizzato, pazienti o volontari sani da sottoporre all'esame RM (per il tempo necessario allo stesso) e, a seguito di autorizzazione esplicita, eventuali accompagnatori e/o visitatori.

Non possono essere adibite ad operazioni nelle zone ad accesso controllato né al rabbocco dei liquidi criogeni donne in gravidanza, né soggetti portatori di pacemaker o altre protesi dotate di circuiti elettronici, clips vascolari o preparati metallici intracranici (o comunque situati in prossimità di strutture anatomiche vitali) o schegge in materiale ferromagnetico. (estratto da Allegato I D.M. 02-08-1991).

Un secondo rischio potenziale, presente solo nelle risonanza con magnete superconduttore, è legato alla presenza di grosse quantità di gas criogenico allo stato liquido (elio). In condizioni di normale funzionamento il gas criogenico viene mantenuto alla temperatura di esercizio da un sistema di raffreddamento, ma malfunzionamenti anche piccoli possono provocare il riscaldamento e quindi l'evaporazione in tempi brevissimi di parte o di tutto il gas presente nell'impianto (quench). Tutti gli impianti di questo tipo hanno una canalizzazione apposita (tubo di quench) che è progettata appositamente per portare l'eventuale gas criogenico all'aperto; tuttavia non può escludersi la possibilità, per quanto remota, di un potenziale quench con emissione di elio gassoso in sala esami. In tal caso l'elio può facilmente saturare la sale esami, portando la percentuale di ossigeno presente a valori in grado di provocare asfissia (tra l'altro la sovrapressione legata alla vaporizzazione dell'elio può rendere difficoltosa anche l'apertura delle porte),

Per ovviare a tale rischio in ogni impianto RMN a magnete superconduttore è presente un sensore ossigeno ed un sistema autonomo di aspirazione di emergenza in grado di garantire almeno 20 ricambi d'aria all'ora. Tipicamente il sensore è tarato in maniera da dare un preallarme al livello 20% e far scattare l'aspirazione di emergenza, con allarme vero e proprio, al 18%. Per quanto il sensore ossigeno sia soggetto a falsi allarmi, la sua attivazione non deve mai essere trascurata perché potrebbe essere associata non solo a massiccia presenza di elio in sala, ma anche a limitate perdite sentinella di possibili maggiori problemi. Particolare attenzione deve essere posta nella fase di rabbocco dell'elio, effettuato sempre da personale appositamente formato della ditta installatrice e/o manutentrice.

Il terzo fattore di rischio potenziale connesso alla attività RMN riguarda la presenza delle radiofrequenze. Si deve a questo proposito osservare che si tratta di un rischio essenzialmente relativo al paziente, in quanto l'operatore opera in sala comandi, mentre la sala esami è completamente schermata dalle radiofrequenze dalla gabbia di Faraday. L'unico caso in cui l'esposizione alla radiofrequenza possa essere significativa è quindi quello della assistenza in sala durante l'esecuzione dell'esame.

Resta infine da sottolineare che le legislazione vigente, purtroppo risalente a molti anni fa, delinea con esattezza le responsabilità connesse con la gestione dell'impianto RMN, identificando in particolare le figure del Medico Responsabile di Impianto RMN e dell'Esperto Responsabile della Sicurezza dell'impianto RMN. A queste due figure, per le cui numerose attribuzioni complete si rimanda alla bibliografia, compete in particolare la stesura del regolamento di sicurezza, che deve contenere la previsione di tutte le possibili situazioni di emergenza e l'indicazione delle norme di sicurezza e comportamentali in caso di incidente. Spetta in particolare al Medico Responsabile la determinazione delle procedure autorizzative per l'accesso sia al sito RMN che alla zona ad accesso controllato e la vigilanza sugli accessi al sito.

In conclusione va ribadito che l'accesso al sito RMN va regolamentato con procedure in grado di escludere che persone non formate con apposito corso tenuto dall'Esperto Responsabile e non idonee dal punto fisico possano accedere alla sala magnete.

3.4 Bibliografia

Per i rischi da agenti fisici in generale e da campi elettromagnetici:

1) in generale, per tutti gli agenti fisici, una risorsa imprescindibile è il *Portale Agenti Fisici* (PAF), a cura di INAIL, Regione Toscana, Azienda USL 7 Siena, Azienda USL Modena. Indirizzo web: www.portaleagentifisici.it
2) A. BOG ET AL., *I campi elettromagnetici in ambito sanitario: valutazione e prevenzione del rischio, risultati di una ricerca condotta a livello regionale*, Regione Toscana, Piano mirato triennale per la formazione dei SPP, Pisa, novembre 2013
3) R. FALSAPERLA *et al, Campi elettromagnetici: normativa e valutazione del rischio.* www.portaleagentifisici.it

Per le radiazioni ottiche non coerenti:

1) *Icnirp Guidelines on limits on exposure to broad-band incoherent optical radiazion (0,38 to 3 microm),* Health Physics 73 (3), 1997
2) *Icnirp statement: Protection Of Workers Against Ultraviolet Radiation,* Health Physics 99 (1), 2010
3) *Icnirp Guidelines On Limits Of Exposure To Incoherent Visible And Infrared Radiation,* Health Physics 105 (1) 2013
4) Norma CEI EN 62471 2009, *Sicurezza fotobiologica di lampade e sistemi di lampade*
5) Norma CEI EN 62471-2 2010, *Sicurezza fotobiologica di lampade e sistemi di lampade. Parte 2: guida ai requisiti costruttivi relativi alla sicurezza della radiazione ottica dei dispositivi non laser*

Per i laser:

1) Regione Lombardia, *Uso sicuro di sorgenti laser in campo sanitario*, ASL Milano, Dipartimento Prevenzione Medica, revisione 20/11/2012
2) A. Guasti et al., *Sicurezza Laser nelle applicazioni in ambito biomedico*, Energy for Heath, 2007

Per le radiazioni ionizzanti:

1) Icpr, *The 2007 Recommendations of the International Commission on Radiological Protection*, ICRP Publication 103. Ann. ICRP 37 (2-4), 2007
2) Icpr, *ICRP, 2007. Radiological Protection in Medicine*, ICRP Publication 105, Ann. ICRP 37 (6), 2007
3) Unscear, *Unscear 2001 report: Hereditary effects of radiation*, 2001.
4) Royal College of Radiologists, *Protection of pregnant patient during diagnostic medical exposures to ionising radiation*, 2009
5) Icpr, *ICRP, 2000. Pregnancy and Medical Radiation*, ICRP Publication 84. Ann. ICRP 30. 2000
6) European Commission, Eu RP131, *Effect of in utero exposure to ionising radiation during the early phases of pregnancy*, 2002
7) Royal College of Radiologists, *Pregnancy and work in diagnostic radiology department*, 2nd edition, 2009
8) Regione Lombardia, *La Radioprotezione nellle attività sanitarie: manuale informativo ad uso dei lavoratori*, 2001
9) Inail, Airp, *Manuale operativo di radioprotezione nelle attività a scopo medico*, 2003
10) D.Lgs. 187/2000, *Attuazione della direttiva 97/43/Euratom in materia di protezione sanitaria delle persone contro i pericoli delle radiazioni ionizzanti connesse ad esposizioni mediche*
11) D.Lgs. 230/1995 e smi, *Attuazione delle direttive 89/618/Euratom, 90/641/Euratom, 92/3/Euratom e 96/29/Euratom in materia di Radiazioni Ionizzanti*

12) D.Lgs. 81/2008, *Testo unico sulla salute e sicurezza sul lavoro*
13) Consiglio dell'Unione Europea, *Direttiva 2013/59/EURATOM*
14) D.Lgs. 151/2001, *Testo unico delle disposizioni legislative in materia di tutela e sostegno della maternità e della paternità, a norma dell'articolo 15 della legge 8 marzo 2000, n. 53*

Per la Risonanza Magnetica Nucleare:

1) Decreto del Ministero della Sanità, 29 novembre 1985
2) Decreto del Ministero della Sanità, 2 agosto 1991
3) Decreto del Ministero della Sanità, 3 agosto 1993
4) Decreto del Presidente della Repubblica, 8 Agosto 1994 n. 542
5) Decreto Legislativo 9 aprile 2008, n. 81
6) F. Campanella, M. Mattozzi, A.S. Panebianco, C. Petrucci, E. Marchetti, G. Spagnoli, *Procedure autorizzative e gestionali relative all'installazione ed uso di apparecchiature diagnostiche a Risonanza Magnetica. Indicazioni operative ISPESL*, 2004
7) Norma CEI EN 60601-2-33 (2004), *Prescrizioni particolari di sicurezza relative agli apparecchi a Risonanza Magnetica per diagnostica medica*
8) Associazione Italiana di Fisica Medica, *Report AIFM n. 2 , Raccomandazioni per l'assicurazione di qualità in Risonanza Magnetica*, Gruppo di lavoro AIFM in Risonanza Magnetica, 2004
9) M. Giannelli, M. Mascalchi, M. Mattozzi, A.S. Panebianco, F. Campanella, *Standard di Sicurezza in Risonanza Magnetica. Il Regolamento di Sicurezza*, 2009

GLI AUTORI

Pietro Manzi

Il Dott. Pietro Manzi è nato a Roma il 21 maggio 1960; coniugato, padre di due figli, attualmente risiede a Perugia. Maturità classica nel 1979 e Laurea in Medicina e Chirurgia (110 e lode) presso l'Università Cattolica del S. Cuore nel 1985.

Specialista in Igiene e tecnica ospedaliera dal 1989, è stato Ufficiale Medico, poi Vicedirettore Sanitario in tre ospedali romani. Successivamente Direttore Sanitario dei Presidi Ospedalieri di Montefiascone e Ronciglione . Dopo quattro anni di incarico di alta specializzazione presso l'Azienda Ospedaliera di Perugia, è stato Direttore Medico del Presidio Ospedaliero di Rieti tra il 2007 e il 2011. Dal 2011 al 2016 è stato Direttore Medico di Presidio della Azienda Ospedaliera Universitaria Senese. Attualmente è Direttore Sanitario della ASL Umbria n. 2.

Nel 2004 ha superato con merito il Corso di formazione manageriale per Direttori Sanitari di ASL a cura della Scuola di Sanità Regione Umbria, valido ai fini del rilascio dell'attestato di formazione manageriale ai sensi del DPR 484/1997. Nel Giugno 2014 ha superato il Corso di Rivalidazione manageriale presso la Scuola di Management e Sanità dell'Istituto S. Anna di Pisa.

Vincitore del Premio Dedalo 2003 con il lavoro *Il Budget aziendale quale supporto al governo clinico*, a Perugia è stato componente del team dei consulenti per la Joint Commission International. Titolare di un finanziamento della Regione Umbria, per lo svolgimento di un Progetto di ricerca finalizzata 2005. Dal 2006 al 2008 componente del

Consiglio direttivo della SITI sezione regionale Umbria. Nel 2007 componente della Commissione Nazionale ISPESL per l'aggiornamento delle linee guida per la definizione degli standard di sicurezza e di Igiene Ambientale dei Reparti Operatori.

È autore di 75 pubblicazioni edite a stampa di carattere igienico-sanitario ed organizzativo. Ha svolto attività didattica nelle materie di Igiene Ospedaliera e di Organizzazione Aziendale presso l'Università Roma La Sapienza – sede Viterbo, l'Università di Perugia e di Siena. È stato ideatore e Responsabile Scientifico del Disinfection Day nel 2013 e nel 2014. Ha partecipato in qualità di relatore a 30 eventi congressuali.

Ha perfezionato la sua formazione con cinque corsi di lunga durata e numerosi corsi facoltativi di approfondimento a carattere igienico/organizzativo.

Francesco De Giorgio

Dal marzo 2010 ad oggi, Incarico di collaborazione coordinata e continuativa per prestazioni di Medico Competente c/o Azienda Unità Sanitaria Locale di Rieti, Via del Terminillo 42 - 02100 Rieti;

Dal maggio 2011 ad oggi, Responsabile del Servizio di Medicina Legale del Patronato c/o ANMIL (Associazione Nazionale fra Lavoratori Mutilati e Invalidi del Lavoro) Patronato sede Provinciale di Perugia;

Dal gennaio 2010 all'ottobre 2010, Collaborazione nell'attività di Medico Competente, assistenza sanitaria ed attività di pronto soccorso per i dipendenti della ThyssenKrupp Acciai Speciali Terni S.p.A.;

Dal maggio 2005 al novembre 2006, Incarico di collaborazione coordinata e continuativa per compiti di ricerca e catalogazione informatizzata di dati medico-scientifici c/o CESVOL, Perugia;

Dal marzo 2010 ad oggi, attività di Medico Competente e docente per la formazione di addetti al primo soccorso aziendale ai sensi del D.M. 388/03 per aziende pubbliche e private.

Imolo Fiaschini

Imolo Fiaschini, classe 1956, è attualmente Direttore Generale dell'Azienda Usl Umbria n. 2.

Oltre alla Laurea in Medicina e Chirurgia, conseguita nel 1981 presso l'Università degli Studi di Perugia, ha ottenuto i seguenti titoli:

- Specializzazione in Medicina Legale e delle Assicurazioni (Università di Roma "La Sapienza", luglio 1985)
- Master di II livello in Gestione del Rischio e Sicurezza dei Pazienti (Università di Verona, giugno 2012)

Ha ricoperto numerosi incarichi, tra cui:

- servizio di guardia medica notturna e festiva - ASL di Terni;
- medico interno volontario presso l'Istituto di Medicina Legale - Università di Roma "La Sapienza";
- consulente medico legale d'ufficio per il Tribunale di Terni ed altri Uffici Giudiziari-Tribunali;
- convenzionato per la Medicina Generale - ASL di Terni;
- dipendente con incarico a tempo determinato in qualità di Coadiutore Sanitario (ex 10° livello) di medicina legale e delle assicurazioni, con incarico di responsabile della Sezione di Medicina Legale del Settore Prevenzione Educazione Sanitaria e Medicina Legale (SPESML)
- Dirigente Medico di I livello (ex 10°) in Medicina Legale e delle Assicurazioni, con incarico di coordinatore del

presidio medico legale narnese-amerino - ASL di Terni;
- Direttore del Distretto n. 2 - ASL di Terni;
- Direttore Sanitario Aziendale - Azienda Ospedaliera "S. Maria", Terni;
- Direttore Generale - ASL di Terni
- Dirigente medico di Medicina Legale - Azienda Ospedaliera "S. Maria", Terni;
- Direttore S.C. Gestione del Rischio Clinico - Azienda Ospedaliera "S. Maria", Terni;
- Direttore Sanitario – Usl Umbria n. 2

Fabrizio Banci Buonamici

Fabrizio Banci Buonamici ha conseguito la laurea in Fisica nel 1989 presso l'Università di Firenze ed il Diploma di Specializzazione in Fisica Sanitaria nel 1993 presso l'Università di Pisa, entrambi con il massimo dei voti e lode. È iscritto all'Elenco Nominativo degli Esperti Qualificati con abilitazione di III grado.

Dal 1991 al 2009 è stato Fisico Dirigente presso la Azienda Ospedaliera Universitaria Careggi di Firenze e dal 2009 è Direttore della UOC Fisica Sanitaria presso la Azienda Ospedaliera Universitaria Senese. È Esperto Qualificato dell'Azienda di appartenenza e dell'Università degli Studi di Siena.

È inoltre Professore a contratto presso la Università degli Studi di Siena per i corsi di laurea triennale per tecnico di radiologia e per le specializzazioni in radiodiagnostica e radioterapia.

È autore di oltre 30 pubblicazioni su riviste internazionali con sistema di *peer review* ed è stato relatore di 21 tesi tra laurea triennale e specializzazione.

È stato membro del Consiglio Direttivo e del Comitato Scientifico della Associazione Italiana di Fisica Medica.

Giuseppe Battista

Giuseppe Battista, nato a Cosenza il 25 aprile 1948, ha insegnato dal 1987 a tutt'oggi Medicina del Lavoro presso l'Università di Pisa e di Siena; dal 1990 è professore ordinario della stessa disciplina nell' Università di Siena ed è direttore della Scuola di Medicina del Lavoro di Siena e di Pisa; sempre nell'Ateneo di Siena è presidente del Centro Universitario per lo studio e lo sviluppo dei sistemi di prevenzione e protezione dei lavoratori (CUPREL). I suoi studi più importanti sono stati nell'ambito della epidemiologia dei tumori di origine occupazionale in vari settori lavorativi.

Come attività pratica, ha coordinato i Medici Competenti di numerosi Enti pubblici e di Aziende private di rilevanza nazionale, occupandosi anche dei vari aspetti di igiene e tossicologia industriale, nonché dei problemi connessi con lo stress "lavoro-correlato"; tuttora è responsabile della Sorveglianza sanitaria dell'Università degli studi di Siena e dell' Azienda ospedaliera universitaria senese.

È autore di numerose pubblicazioni in lingua italiana e straniera ed ha collaborato alle diverse edizioni dei più prestigiosi trattati italiani di Medicina del Lavoro e di Tecnologia Industriale.

Andrea Bogi

Andrea Bogi si è laureato in Fisica nel 2001 presso l'Università di Pisa con una tesi sperimentale sui cristalli liquidi. Successivamente ha vinto una borsa di studio che gli ha permesso di approfondire i suoi studi in questo campo presso l'Università di Montpellier in Francia.

Al suo rientro in Italia si è occupato di interazione radia zione-materia presso il laboratorio di Ottica Quantistica del Dipartimento di Fisica dell'Università di Siena, conseguendo nel 2007 un dottorato di ricerca sul confinamento di nanoparticelle dentro vetri porosi.

Nel 2015, dopo un tirocinio effettuato presso l'U.O.C. Fisica Sanitaria dell'Ospedale Le Scotte di Siena, ha conseguito il diploma di Specializzazione in Fisica Medica presso l'Università di Firenze, discutendo una tesi sulla dosimetria a termoluminescenza.

Dal 2005 lavora per il Laboratorio di Sanità Pubblica dell'USL Toscana Sud Est, all'interno del Laboratorio Agenti Fisici, occupandosi in particolare della valutazione del rischio da Radiazioni Ottiche Artificiali e da Campi Elettromagnetici e contribuendo al popolamento ed alla gestione del Portale Agenti Fisici, realizzato con un progetto finanziato dalla Regione Toscana e dall'INAIL.

Giulia De Vuono

Giulia De Vuono nasce a Cosenza il 10 febbraio 1968; conseguita la maturità classica presso il Liceo "Bernardino Telesio" di Cosenza, si iscrive alla facoltà di Medicina e Chirurgia dell'Università degli Studi di Perugia dove si laurea e specializza, "cum laude", in Medicina del Lavoro.

Dal 2000, accanto alle numerose esperienze in vari ambiti lavorativi del settore terziario come Medico del lavoro, ha svolto la sua prevalente attività di Medico Competente presso l'Università degli Studi di Siena e l'Azienda Ospedaliera Universitaria Senese, occupandosi di problemi di salute e di sicurezza dei lavoratori, con particolare riguardo agli aspetti di prevenzione del comparto sanitario.

Nei primi anni del 2000, ha collaborato all'attività di Valutazione dei rischi e Sorveglianza Sanitaria del Senato della Repubblica, in Roma. Dal 2003 al 2011, Medico Competente della banca Monte dei Paschi di Siena.

Si è sempre interessata con sincera passione agli aspetti riguardanti i "fattori di rischio psico-sociali", facendo parte del gruppo di lavoro dell'Ispesl (oggi, ex Ispesl-Inail) del "Network Nazionale per la Prevenzione sul Disagio Psicosociale nei luoghi di lavoro" e collaborando attivamente alla stesura de *La Valutazione dello stress lavoro-correlato. Proposta Metodologica*, ad oggi considerato, ancora, strumento di riferimento nazionale per la valutazione dello stress lavoro-correlato. Dal 2011, Mediatore Professionista in materia civile e commerciale.

Dal 2003 ad oggi, docente universitaria dell'insegnamento "Metodologia dell'attività di Sorveglianza Sanitaria" presso la Scuola di Specializzazione in Medicina del Lavoro dell'Università di Siena. Ha insegnato per Master di I e II livello nell'Università di Siena; tiene, da anni, i corsi di formazione del personale ospedaliero ed universitario.

È autrice di numerose pubblicazioni inerenti ai rischi occupazionali ed alla prevenzione ed alla tutela della salute e della sicurezza dei lavoratori.

Made in the USA
Monee, IL
04 November 2026

67386626R00075